研究者だけが知っているホントは薬で病気は治せない

健康長寿は「代謝」が決め手

宮崎浩之
薬学博士

コスモ21

カバーデザイン◆中村　聡

はじめに

メディアが発達した今日、テレビや雑誌やインターネットには健康に関する情報が大量に流れています。食に関しても、企業が次々と新製品を開発し宣伝しています。健康番組も増えて、キャベツがダイエットに良いとかココアで血液がきれいになるといった食品の効果が過剰に扱われ、また、1日1食で健康になる、1日青汁1杯の断食療法といった健康法がブームになったりしています。

こうしたことにも健康について学ぶことはあるでしょうが、かえって混乱を来たしてしまっているのも現状ではないでしょうか。

こんな時代だからこそ、私たちには健康に関する基本的な知識をしっかり身に付けておくことが必要ではないかと思っています。それは、スポーツ選手がスランプに陥ったときに基本に立ち返るのに似ています。

私は、健康の基本は人間の生命活動の根幹をなしている「代謝」にあると考えています。なによりこの代謝の基本を知れば、食がいかに大切かに気づかされます。毎日、美味しいものをたくさん食べたいというのは人間としては当然ですが、食べ方しだいで代謝が正常にも異常にもなるのです。

私たちが病気になってすぐにすることといえば、薬を飲むこと、病院に行くことです。その数が増え続けているため、医療費の増大で国家の財政が破たんしかねない状況になっています。

薬の研究開発をしてきた私は、自分の体を実験台にしながら、薬では病気が治らない、薬を飲み続ければその副作用で病気は進行してしまうのだという結論に至りました。

今こそ、私たちは薬との付き合い方を考えなおす必要があります。それにはなにより代謝についてしっかりと理解しておくことです。そうすれば、病気になったときにどうすればいいかもはっきりとわかります。また、生活習慣を変えることで、どのように病気を予防できるのかもわかります。

本書は、私自身の経験をもとに健康に至る道について、代謝を中心に著していきます。読者の皆さんの人生が本書との出会いをきっかけに、健康で希望に満ちたものになることを願っています。

宮崎浩之

もくじ　研究者だけが知っている　ホントは薬で病気は治せない

Ⅰ章：目からうろこ　薬と健康のホントの常識

Ⅲ章：これだけは知っておきたい健康長寿にいい食事法

ガンの予防

糖尿病の予防

補章：遺伝子検査で病気がどこまでわかる？

Ⅰ章

目からうろこ
薬と健康のホントの常識

薬で病気はほんとうに治る？　治らない？

薬は症状を緩和することはあっても、病気そのものは治せません。

「薬では病気の根源を治すことはできない」ということです。

では、なぜ薬が使われるのでしょうか？

それは、病気の症状にターゲットを当てて薬を処方するからです。

風邪を例にすると、頭が痛いときは頭痛薬、喉が痛いときはのどの痛みどめ、胃腸が悪いときは胃腸薬、熱が出ているときは解熱剤が処方されます。

風邪で熱が出ると、早く熱を下げたいというのが人情でしょう。しかし、熱が出るのは代謝を上げながら免疫システムを賦活し、風邪のウイルスの繁殖を抑えてくれている証拠なのです。

それなのに、解熱剤を飲んで熱を下げようとすると、かえって風邪が治りにくくなったり、免疫力が下がったりします。

薬で風邪は治ったわけではなく、熱を下げることによって苦痛を和らげているにすぎず、かえって風邪が長引いたりすることさえあります。よっぽどの高熱の場合は除いて、薬を飲まないで一気に熱を出し、その後熱が下がると、体がすっと軽く気持ちが良くなって回復した実感がわいてきます。

どうしても熱が高くて体がつらいようなら、首筋やわきの下、足の付け根など、大きな血管が通っている部位を冷やすと良いのです。

糖尿病の場合はどうでしょうか？

ヘモグロビンＡ１ｃ（糖尿病の診断・治療において血糖値に並ぶ重要な指標の一つ）が６・５以上だと糖尿病のリスクがあると判断されます。そして、薬が処方され、薬の効果がない場合にはインスリンを打つこともあります。しかしながら、イギリスの権威ある医学誌に、死亡率がいちばん低かったのはヘモグロビンＡ１ｃが７〜９だったという興味深い結果が報告発表されました。

糖尿病の多くはインスリンが出なくなるか、インスリンの受け側の機能低下により血糖値を下げることができなくなる病気です。ところが病院ではインスリンが出ているかどうか、検査をして診断することはまずないでしょう。

それならインスリンそのものを打てばいいと思うかもしれませんが、これがとても危険なのです。インスリンを外から打つことによって、膵臓はますますインスリンを出す必要がなくなり、インスリンをつくらなくなってしまいます。それによって合併症のリスクが高くなるだけでなく、抵抗力、免疫力が落ちてしまいます。

このように、薬は熱を下げたり痛みを止めたりなど、症状を緩和することはできますが、薬の役割は、病気そのものを治して健康な体にすることではありません。

薬はたとえ副作用があっても続けるべきか？ 止めるべきか？

病気の症状を抑えるには医薬品は必要不可欠ですが、「合わぬ薬湯、水にも劣る」「薬も過ぎれば毒となる」などということわざもあるように、現代では「クスリはリスク」とも言われ、副作用の危険性は誰しもが知るところです。

薬は、飲んだあと血液で希釈されるため、患部では希釈された濃度で効くように計算されてつくられています。

たとえば、1錠10㎎の薬を飲んだとしましょう。血液量は体重の約13分の1にあたります。体重が60キロの人の場合だと60÷13で約4・6リットルが血液量になります。この4・6リットルの中に10㎎という微量の薬が溶け込んでいくのです。それでも効くようにつくられているのが薬です。

逆に言えば、その濃度で病気ではない他の正常な細胞にも作用してしまう危険性があるということなのです。これが薬の副作用の正体です。

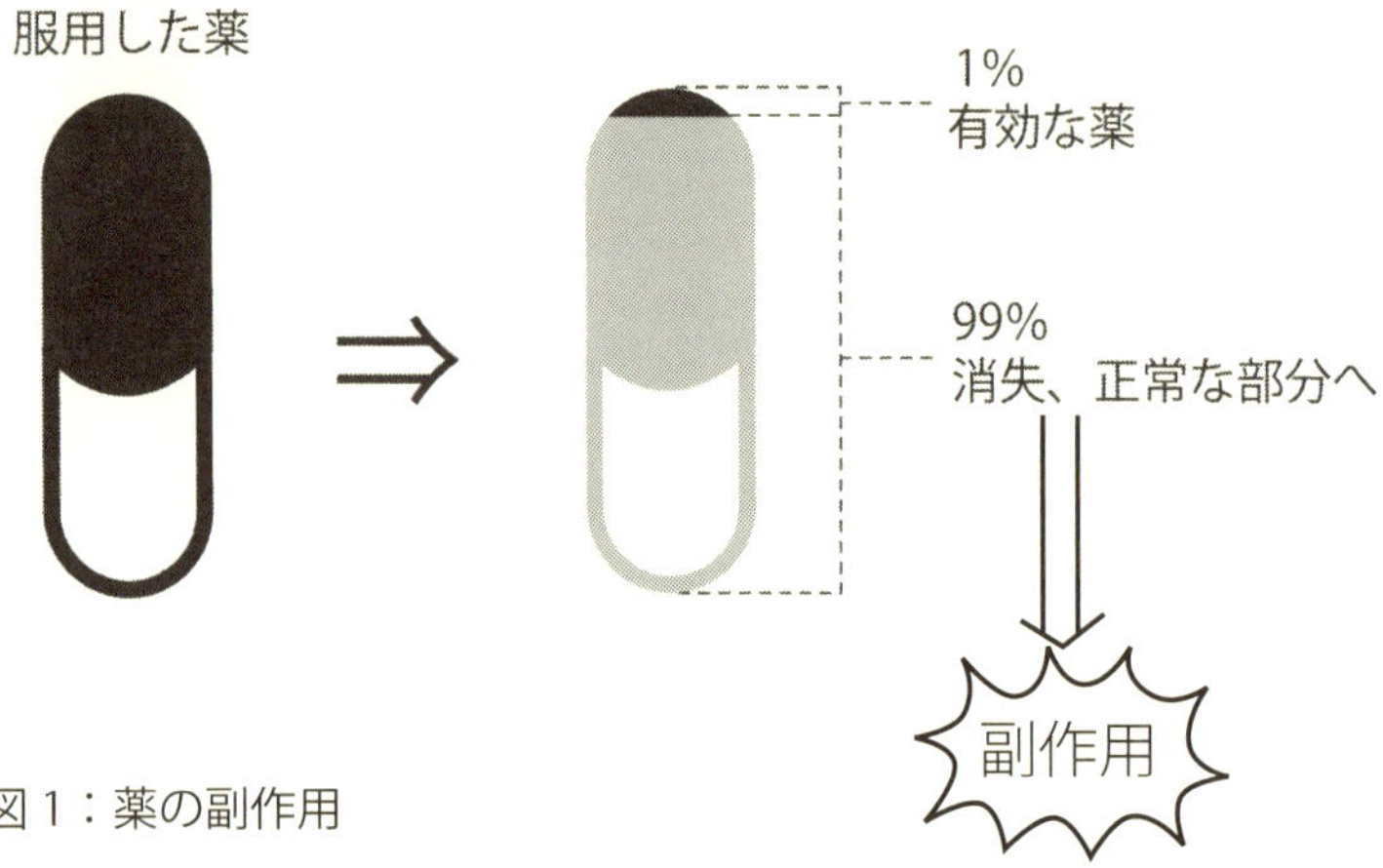

図1：薬の副作用

副作用は様々な体の不調として、たとえば食欲不振、のどの渇き、胃腸の不調、便秘、不眠、めまいなどの症状として現われます。その症状が一時的なら我慢できますが、薬を飲み続けていても症状が続くようなら、重篤な病気になりかねません。

私は、アルツハイマー病の薬の開発のために自ら人体実験をした経験があります。アルツハイマー型認知症の薬は、当然脳の機能に関連するものです。薬の副作用で脳が異常になるかもしれないという恐怖のなかで実験をくり返しました。

何よりも薬の副作用の怖さを知っている者として、あえて言います。

薬は飲み続けるものではありません。薬のいらない体づくりを心がけることがもっとも大切です。

薬は自律神経のバランスに影響する？ 大して影響しない？

前述したように、薬は病気そのものを治して健康にしてくれるというのは間違いです。薬がどのように体に作用するのか、ここでは自律神経への作用から見ていきましょう。

薬は一般的に、飲めば飲むほど、使えば使うほど、自律神経の交感神経系を優位にしていきます。このことが大きく自律神経のバランスの崩れを来たすことになります。

交感神経系が優位なのは主に昼間で、緊張状態や興奮状態（職場でのミス、過激な運動、夫婦喧嘩などのストレスも含む）を司ります。副交感神経系は主に夜の睡眠時で顕著になり、体をリラックスさせてくれます（音楽を聴きながらくつろいだり、お風呂でゆったりする時間も含む）。

昼は交感神経の作用で緊張状態にあり、夜は副交感神経が優位になって安らいだ

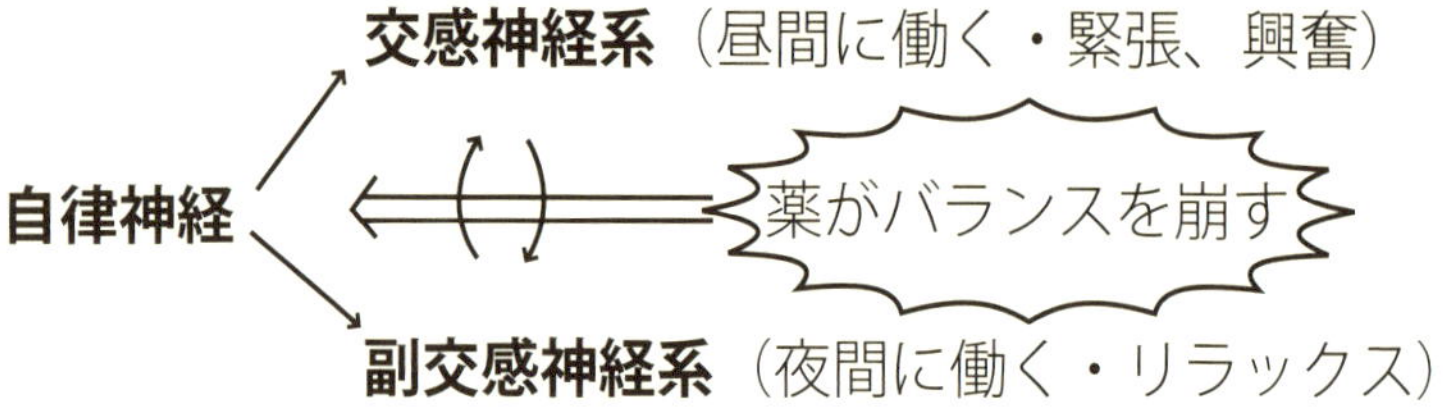

図２：自律神経の役割

状態になるよう、自律神経はバランスをとっています。しかし、薬を飲めば飲むほどこのバランスが崩れ、ホメオスタシス（恒常性維持機能）の調節ができなくなり、サーカディアンリズム（体内時計、睡眠リズム）の狂いも生じてきます。

　薬を飲み続けると、場合によっては寝ているときも交感神経系が過敏になり、緊張状態が続いて十分な睡眠がとれない状態になったりします。つまり、起きているときと同じ状態が続くことになるのです。横になって眠っていても、体の作用は昼間と同じように休んでいない状態ですから、体の疲れが取れず、疲労感がたまることになります。

　夜寝ているときに、成長ホルモンが分泌して筋肉をつくるための同化（代謝）が働いたり、多くのホルモン分泌を調節したりすることによって生体機能のバランスが整えられています。薬によって自律神経系のバランスを崩すということは、これらのホルモンバランスも崩れてしまうということなのです。

よくある例ですが、心臓が悪くて病院に行ったとします。そうすると、心臓の薬の他に数種類の薬が処方されます。心臓が悪いので血圧も気を付けたほうがいいでしょうと降圧剤、血栓もできやすいからと抗凝固剤、便秘になりやすいので便秘薬などといった感じで、とりあえず薬を出しておきましょう、ということになっています。

これらの薬を飲み続けると、交感神経系が優位になり体の疲れが取れづらいどころか、ホルモンバランスやホメオスタシスの調整ができなくなって体調そのものを崩してしまうことになります。医師はこれを薬のせいだとは言わないでしょう。

薬の胃腸への負担は許容できる？ 許容できない？

薬を飲むと胃腸の調子が悪くなるという体験をされた方は多いかもしれません。薬は胃腸にどんな影響を与えるのでしょうか。

一つは、薬を飲んでいると便秘や下痢などの不調が起こりやすくなることです。これは、薬によって腸内細菌叢《そう》のバランスを崩すことが大きな要因となっています。とくに抗生物質などの薬は、善玉菌、悪玉菌に関係なく細菌を死滅させ腸内細菌叢を崩してしまいます。結果として耐性菌や悪玉菌が優位な環境になってしまい、腸にガスがたまったり、胃腸の機能が低下したりして、消化不良を起こします。

二つ目は、消化吸収が不調になることです。当然、腸内細菌叢のバランスが崩れたら消化にも影響を来たします。消化とは、消化酵素や消化管ホルモンの働きによって食べ物が分解されることを意味します。膵臓などから消化酵素が十二指腸に分泌されるのは消化の大きな働きの一つです。つまり、消化とは胃腸の働きそのものではなく、消化酵素の働きで行なわれることを示しています。

主に消化は昼間に行なわれ、夜間は胃腸の蠕動《ぜんどう》運動によって消化された食物が小腸から大腸へと運ばれていきます。大腸では水分が吸収されて残った残留物は便として排泄されます。つまり、胃腸の主な働きは蠕動運動と各栄養素の吸収なのです。

消化酵素が出て食物を消化しているときには、蠕動運動はありません。蠕動運動は主に夜寝ている間に起きるのですが、薬によって交感神経系が優位になると、十分な蠕動運動が行なわれなくなり、消化吸収も妨げられることになります。

さらに、腸内細菌叢の崩れは腸管免疫の低下や自律神経系の不調を来したり、ホルモンのバランスを崩したりします。これらがストレスとなって、脳の視床下部のホルモンの中枢に影響を及ぼし、最終的に体調のバランスが崩れて、病気を招いてしまいます。

病院で診察を受けて、医師から薬を処方される際に「嫌なら飲まなくていいですよ」「いちばん弱い薬ですからね」などと言われることが多いのには驚きです。なかには、高血圧や糖尿病だと診断されたのに、睡眠薬や便秘薬を処方されることもあります。眠れているし便秘でもないのに……。眠れなくなったら辛いから前もっ

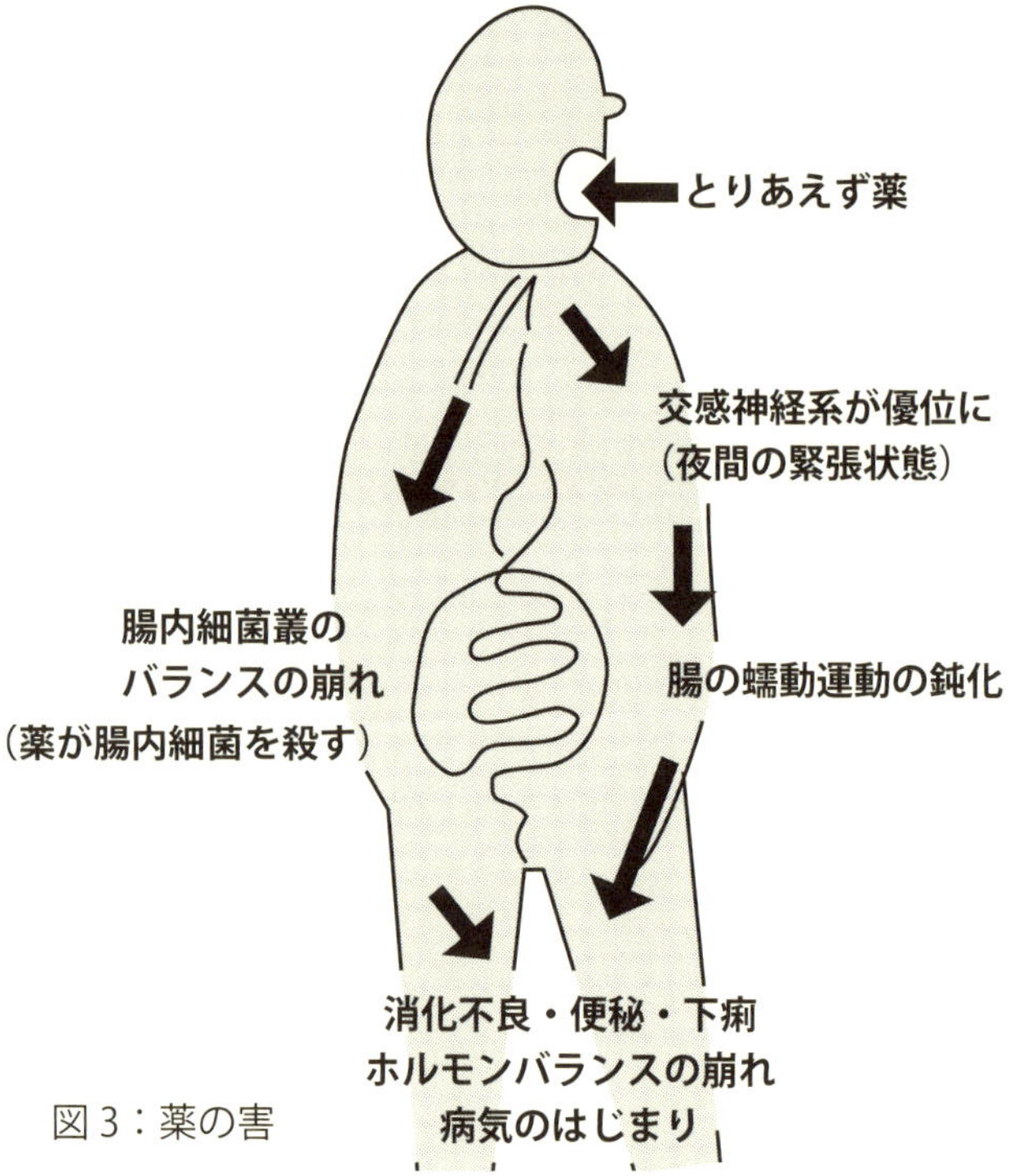

図3：薬の害

て、便秘は辛いから前もって薬を飲んでおいたほうがいいということなのでしょうか。

病気の症状を抑えるには便利な薬ですが、「とりあえず……」という感覚で処方されているのが現状です。

薬を飲み続けると、いつまでも爽快感を得ることができませんし、だるさやイライラ、不快感が続くようになります。胃腸にも負担がありますが、仕方ないと侮ってはいけません。これが何より、病気の予兆であることを肝に銘じてほしいものです。

睡眠薬による眠りは体にいい？ 体に悪い？

なかなか寝付けないときは睡眠薬を利用する人が増えています。しかし、薬の力を借りた睡眠でほんとうによく眠れて、疲れが取れるのでしょうか。ここで少し、睡眠について考えてみましょう。

睡眠は深い睡眠期（ノンレム睡眠）と浅い睡眠期（レム睡眠）をくり返しながら、頭と体の疲れを取ります。

レム睡眠期には頭は起きていてα波（覚醒波）が出ています。このときは頭では夢を見ていますが、体は休んでいます。つまり、体はリラックスしていますが、頭は夢を見ながら覚醒したままなのです。一方、深い睡眠期には頭はδ（デルタ）波を出して休んでいて、夢は見ません。逆に、体のほうは起きていて寝返りを打ったりしています。

このように、浅い睡眠と深い睡眠をくり返すことによって脳と体は交互に休んで

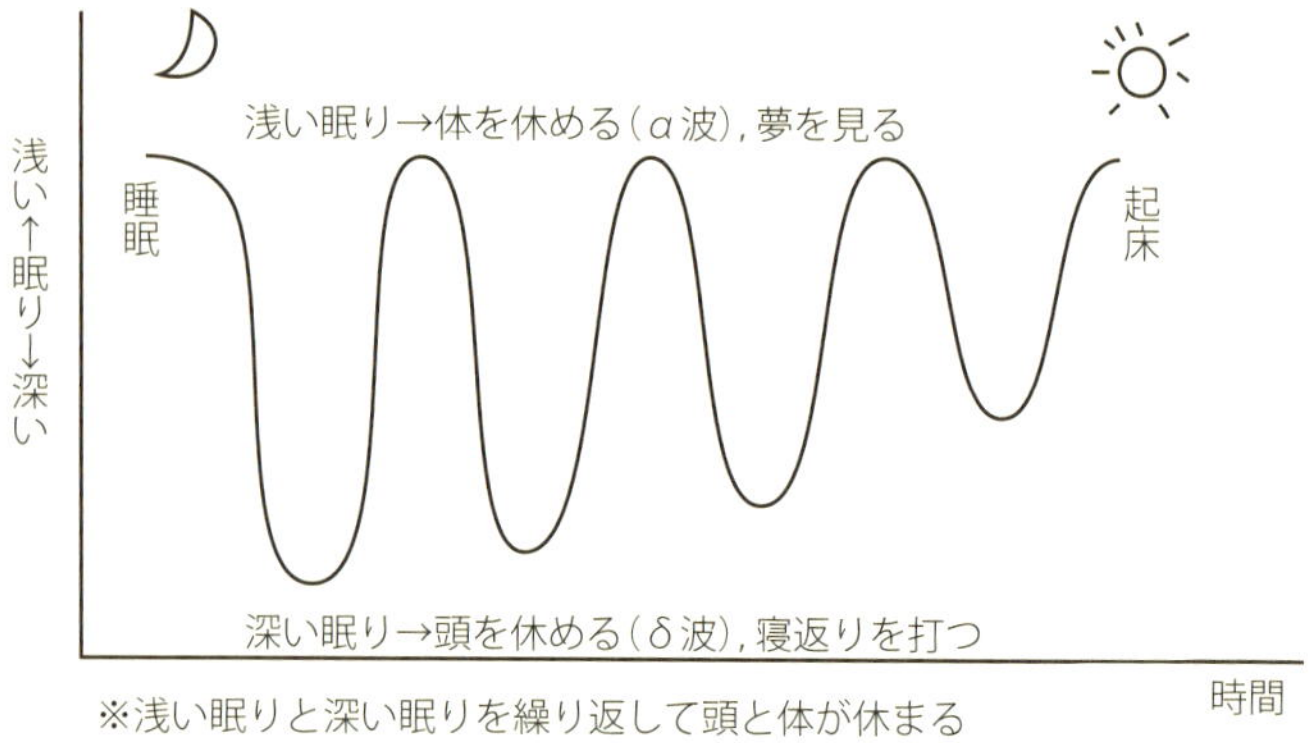

図４：睡眠のバランス

いるのです。

野生動物は外敵から身を守るために睡眠時もちゃんと防衛するようになっています。深い睡眠期には頭は休んでいるのですが、寝返りを打って体を動かして起きているように見せかけています。浅い睡眠期には体は休んでいて動きませんが、目は夢などを見て瞼を動かし起きているように見せかけます。睡眠時にも身を守る自然の偉大な知恵です。

ストレスなどから眠れなくて生活に支障が出ることがきっかけで、睡眠薬や睡眠導入薬を飲み始める人が多いのではと感じます。

たしかにストレスなどで不眠が続くと、体が疲れ精神的にもイライラがつのります。それで、やむなく睡眠薬を飲むことになります。また、うつ病などを患っている際は睡眠薬を処方されがちです。

現在処方される薬

1．超短時間作用型（3時間程度の効果を持つ）	ハルシオン、アモバンなど
2．短時間作用型（6時間程度）	レンドルミン、デパス、リスミー エバミールなど
3．中時間作用型（12時間程度）	ベンザリン エリミンなど
4．精神安定剤（中時間作用型で、眠気を引き起こす作用は弱い）	セルシン、リーゼなど

図5：睡眠薬の種類

では、睡眠薬を飲むことでほんとうに十分な睡眠がとれるのでしょうか。

睡眠薬にもさまざまな種類がありますが、種類と量によって浅い眠りが続く薬と深い眠りが続く薬に分けられます。

浅い睡眠が続くと体は休めても頭は起きたままですし、深い睡眠が続くと、頭は休んでいますが体は起きたままです。ですから、睡眠薬を飲み続けても睡眠のバランスを取ることができず、体のだるさや不快感が残りやすくなるのです。それだけでなく、ホルモンのバランスや自律神経のバランスを崩すことにもなり、体調の不調を訴えはじめます。

現在の睡眠薬は多く飲んでも副作用が少なくなるように改良されているとはいえ、副作用は付きものです。ふらつきやめまいなどがあり、依存症になってしまう可能性も十分にあります。

医師は薬のことをよく知っている？　知らない？

病気の症状を緩和できれば、薬はその役割は十分に果たしたことになります。痛みや熱などの緩和であったり症状を示す数値を下げたりなど、その効果は様々ですが、病気を治すことが目的ではなく、あくまでも不快な症状を抑えるのが薬の目的だからです。

多忙な医師は膨大な数の薬の効果やメカニズム、弊害を習得し、逐一確認し、深く理解するほど余裕はありません。医学そのものについて学ぶべきことや患者への対応に追われてしまうのが現実です。

その結果、薬についてはどうしても製薬メーカー側の説明をそのまま鵜呑みにしやすい傾向があり、常に新しく変わる薬の作用メカニズムを深く理解するにはあまりにも時間がないのが現状でしょう。安全性が確かめられていればそれでいいと考える医師も少なくないことでしょう。

そもそも病院の経営のために薬は大きな位置を占めています。誰でも経験することですが、病院に診察に行くと待ち時間が長い割に、先生の診察時間はわずかです。それは医療制度上、医師の診療報酬がそれほど高くないことにも起因しています。

たとえば、鼻炎になって耳鼻科に行き診察してもらい薬を処方してもらうと、診察代は処方箋の代金も含めて健康保険適用で５６０円だったという方がいました。診療時間は、鼻の孔と喉を見て少し説明があるだけで1分もかかりませんでした。次回は診察を受けずに薬だけをもらいに行ったところ、処方箋の代金として４００円請求されました。

このことから最初の診察時の医師の診療代は５６０円から処方箋代の４００円を引いた１６０円だということです。

医師は、ゆっくり患者と向き合うとそれだけ時間が取られます。しかし、報酬は同じ金額ですから、短い時間で済ませるしかありません。ちなみに、この方の薬代は内服薬と点鼻薬2週間分で２５００円だったそうです。診察代より薬代がはるかに高いのです。

しかし、その医師は良心的な方で、「病院や薬では鼻炎は治りません。病名を診断し症状を抑えるだけです」と言い添えてくれたそうです。

前述の心臓病の場合に限らず、全体として高年齢や症状の具合によって服用する薬の量が多くなる傾向があります。しかし、処方された薬をすべて律儀に飲んでいる人は半数ほどで、残りの人は飲んだり飲まなかったりが多いのではと思います。じつは、処方された薬のうち、飲んでいない薬は年間数百億円に上るという統計も報告されています。

病気を根本的に治すことができない薬が、薬の知識の乏しい医師によって「とりあえず」処方され、莫大な金額がドブに捨てられている、これが現状です。しかも、律儀に飲んでいるほど薬漬けの毎日で、一生、薬から解放されることはないでしょう。薬は大きなリスクを伴うものです。

医学の進歩は病気対策にほんとうに貢献している？　していない？

医学が、目覚ましい発展を遂げていると言われています。多くの病気には遺伝子に原因があることも最新医学でわかってきており、いまや遺伝子をチェックするだけで将来どんな病気のリスクがあるのかわかる時代になりました。

しかしながら、医学が進歩したわりにはガンが原因で死ぬ人は増えていますし、糖尿病患者は増える一方、高血圧症患者も、高脂血症患者も増える一方で、私は病院に通って完治した人を知りません。たとえば、高血圧を改善したくて病院に行くと、薬は一生飲み続けなさいと言われることが多いでしょう。

つまり、〝病気を治す〟という医学は進歩していないのです。進歩しているのは、医療に使われるテクノロジーと診断技術、そして、一部の延命治療だけでしょう。

ガンが早期発見されることによって、ガン患者数は30年前より数倍にもなりました。ガンが原因で死亡する人の数も増えています。いくら早期発見して早めに治療しても、抗ガン剤を投与しても、かえって治らない体になってしまうことを否定はできません。

ちなみに、ガン細胞自体が体の痛みの原因になるわけではありません。抗ガン剤を投与することで痛みや苦しみが生じているのです。また、副作用によって機能が衰えたり、免疫力や抵抗力が低下していきます。

ガン細胞が大きくなって神経を圧迫し、細胞が浸潤《しんじゅん》するために痛みが生じることはありますが、ガンそのもので苦しむというよりは、その処置によって苦しんでいるのです。

本人が納得しているなら抗ガン剤の投与を否定しませんが、抗ガン剤を投与する場合は、抗ガン剤に負けない体力と気力を整えておく必要があります。

体力が弱ったうえに、さらに抗ガン剤を打たれて、体がぼろぼろになって死んでいく。人生の最後の段階でこれほどまでに苦しむ必要があるのでしょうか？

ただし、テクノロジーの進歩と治療技術の向上で、たとえば、交通事故で内臓が破裂したり、骨折したりといった場合や、妊婦の早産など、命の危険にある重篤な病気が外科手術によって救われるという恩恵があることは忘れてはなりません。

生活習慣病は薬によって治る？ 治らない？

生活習慣病は病院でほんとうに治るのか、高血圧症を例に考えてみましょう。

日本高血圧学会は２０００年に高血圧の治療基準（降圧目標）を、上（収縮期血圧）を１６０から１４０に、下（拡張期血圧）を95から90に引き下げました。

ところが、２０１４年には日本人間ドック協会によって、上が１４７、下が94までは健康値であるという調査データが報告され、議論されました。そして、現在の高血圧のガイドラインは１４７と設定されています。

しかし、数値にこだわると危険が伴います。そもそも、１６０から１４０に引き下げられた時点で、年齢の考慮や、原因の追究は何もされていません。降圧剤をもっと処方して儲けたいという製薬メーカーや医師の欲望が透けて見えると言ったら言い過ぎでしょうか？

そもそも血圧は年をとるとともに上がるようになっています。年とともに様々な

年齢無視の適正血圧　　＝１４７（収縮期）
年齢を考慮した適正血圧＝年齢＋90
（70歳で１６０でも異常でない）

図６：適正な血圧は年齢に関連する

機能が衰え、血管は固く脆《もろ》くなります。心肺機能も低下するため、十分な血液量を脳に送るためには血圧を上げて保つ必要があります。70歳で血圧１５０や１６０になるのはごく普通のことで、その数値で健康状態を保つことができることはデータでも証明されています。

ガイドラインの数値より血圧の高い人が、薬で血圧を下げることで寿命が延びるといったことはありません。

高齢になれば血圧は自然に高くなるのに、無理に薬で下げようとすると血流が悪くなりかねません。血圧が多少高いほうが脳のみならず末梢の血液がよく流れ、認知症や代謝の低下を最低限に抑えることにもつながります。

頭痛やめまい、心疾患や高脂血症などの障害があれば別ですが、上の血圧が年齢＋90でも健康であれば問題はないと私は思っています。

現在、ｉＰＳ幹細胞で皮膚の培養はごく当たり前になりつつあり、近い将来、心臓を培養によって作り出すことも可能になるでしょう。腎不全やパーキンソン病、糖尿病などの疾患に対して、再生医療によって治療ができる時代がすぐそこに来ています。

また、生薬（ハーブ）の抽出物のブレンドによって、体質や病状に合わせたオーダーメイド医療もはじまっており、より副作用が少ない安全な治療方法で生活習慣病が改善される日も遠くないかもしれません。

体調のアンバランスは薬で改善できる？　できない？

製薬会社が合同で運営している「薬の適正使用協議会」のホームページ「くすりのしおり」には、それぞれの薬の副作用について書かれています。

前述の睡眠薬「ハルシオン」の副作用については以下のように掲載されています。

この薬を使ったあと気をつけていただくこと（副作用）

主な副作用として、めまい・ふらつき、眠気、倦怠感《けんたい》、頭痛・頭重、発疹《ほっしん》、かゆみなどが報告されています。このような症状に気づいたら、担当の医師または薬剤師に相談してください。

まれに下記のような症状が現われた場合は、［　］内に示した副作用の初期症状である可能性があります。このような場合には、使用をやめて、すぐに医師の診療を受けてください。

・（中止により）痙攣《けいれん》発作、錯覚や幻覚を伴う軽い意識障害、手足の震え［薬物依存、離脱症状］
・刺激興奮・錯乱・攻撃性、夢遊症状、幻覚・妄想［精神症状］
・呼吸が浅く速くなり、呼吸をしにくい、息苦しい［呼吸抑制］
・中途覚醒時の出来事をおぼえていない、もうろうとした状態［一過性前向性健忘、もうろう状態］
・全身倦怠《けんたい》感、食欲不振、皮膚や白目が黄色くなる［肝炎、肝機能障害、黄疸］
以上の副作用はすべてを記載したものではありません。上記以外でも気になる症状が出た場合は、医師または薬剤師に相談してください。

この記載を読んで、こんなものを飲みたくないと思うのは私だけでしょうか？　ハルシオンに限らず、薬にはみな副作用が付きものです。そして、何よりも正常な代謝によってもたらされる体の恒常性（ホメオスタシス）を崩すことになるのです。「薬」の漢字を見ると、くさかんむりに楽しいと書きます。つまり、草のもとで体が楽になることを意味しています。つまり、恒常性のアンバランスを植物の力によっ

艹 ＋ 楽 ＝ 薬 …草で楽になるのが本来の薬

矢 ＋ 匚 ＝ 医 …矢（病気 or 毒）を囲むのが現代医療

図7：薬と医の漢字の意味

て整えて楽になるのが本来の薬だということです。そのような薬の原点が薬草になります。

薬草と言ってもさまざまですが、蓬《よもぎ》やタンポポ、バラの花など身近なものも薬草です。そして薬草を乾燥させたものを生薬といい、この生薬をブレンドしたものが漢方薬となります。

では、なぜ草が薬になるのでしょうか？　それは、さまざまな成分の組み合わせによって、悪くなった体調や症状のアンバランスを整えるために必要な代謝を向上させ、緩やかに症状をいやし、病気そのものを根本から治してくれるからなのです。

ところが今日、薬といえば「医薬品」のことを指します。現代の「医」という漢字を見てください。「矢」を「匚」で囲んでいます。これは、病気の根源から矢のように放たれた症状を包み込んで隠してしまうという意味です。隠すだけのために合成された薬の品が「医薬品」というクスリなのです。

老化の正体は細胞の死滅？　それとも代謝の低下？

足腰が痛い、膝が痛いなどで病院に行くと、医師から「もう歳ですから」「この歳になればみなさんそうですよ」「老化現象ですね」と言われて、歳には勝てないとがっかりした方も多いのではないでしょうか？

また、ちょっと力仕事をしただけで、腰や背中の筋肉が痛くなり、その痛みがなかなか取れないことも多くなってきます。もちろん、体の柔軟性も歳とともになくなり、屈伸しても指先が床につかないどころか、膝を延ばした状態で屈伸できないほどになってしまい、体を曲げると同時に、膝も曲がってしまいます。

たしかに、人間は誰しも歳をとります。どんなに健康でも歳をとると体力がなくなり、寝たきりになる割合も高くなります。ところが、90歳を過ぎても背筋がピンとして、足腰もしっかりして、耳も目も正常で元気な人がいます。

そのように、歳をとっても元気な人と、病気になる人の差は何でしょうか。

筋肉は高齢になっても鍛え方によって十分強化でき筋力維持も可能です。柔軟性も同じです。しかし、たとえ筋力を強化しても体力は落ち、老化は進んでいきます。それは、細胞それぞれの代謝の衰えが老化の主な原因だからです。細胞の代謝は20歳を過ぎると徐々に衰え、60歳を過ぎると急激に衰えていきます。

代謝とは、大きく同化と異化の二つに分けられますが、本来の生体の調節機能を考えると、四つに分けることができます。そのもっとも基本になるのが新陳代謝です（48ページ「代謝の図」参照）。この作用は体の臓器や皮膚などの細胞が古いものから新しいものへと入れ替わることをいいます。細胞が常に新しく入れ替わることで細胞の機能が維持され、体力の低下も最低限に抑えられ、老化を防ぐことにつながるのです。

つまり、現象として見れば細胞の死滅によって老化は進みますが、ほんとうの老化の正体は代謝の低下なのです。

代謝向上とストレス解消、健康にはどちらがより大事？

健康維持にストレス解消が大事だという話をよく耳にします。それより新陳代謝が大事だという本を読まれたこともあるかもしれません。どちらも必要でしょうが、私は新陳代謝がより重要であると考えています。

人間の体はおよそ60兆個の細胞からできています。平均寿命を80年とすると、その個々の細胞が80年間生き続けているわけではありません。1日に約5000億個もの細胞が死んで、新たに生まれているのです。しかも、同じ体の細胞であっても寿命は異なっています。たとえば腸の上皮細胞は3、4日、赤血球は約120日、内臓などの組織をつくっている細胞は様々で長いものでは240日くらいです。この細胞の生まれ変わりが、先ほど述べた新陳代謝と言われるものです。

ホメオスタシス（恒常性維持機能）の維持は主にこの新陳代謝によって支えられ、環境の悪化（空気汚染など）や、ストレス、暴飲暴食、薬の多用などでバランスを崩しても、元の正常な状態に戻して一定に保とうとします。これは、自分の意志に関係なく自律的に行なわれている体の基本的な仕組みです。

代謝は大きく四つに分かれるとお話ししましたが、具体的には次のようになっています。

1エネルギー代謝

2新陳代謝

3社会的代謝

4生物的代謝

さらに1と2を総代謝、3と4を精神代謝と区分することもできます。詳しくは48ページをご覧ください。

これら四つのなかで代謝機能全体の約80％を占めているのが新陳代謝です。ですから、この新陳代謝を正常にすることこそ健康の近道で、そのためにもっとも大切なのが食生活です。

体調が悪いと思ったらすぐ病院で診てもらう？　自分で何とかする？

私は講演を依頼されて60歳から70歳くらいの方々の前で、薬について、代謝について、そして健康法についてお話しする機会が多くあります。そのときに私から参加者の皆さんに質問することがあります。

「体調が悪くなって病気かなと思ったら、すぐ病院に行きますか？」という質問です。

返ってくる答えはさまざまですが、まとめると以下のようになります。

・病院に行って治療してもらう
・薬局で薬を買って飲む
・病院には行かないで寝て様子を見る
・サプリメントを飲む

どの答えも正しいといえば正しく、間違っているといえば間違っています。その人の環境や症状などによって当然対応は違っているのですが、対応を間違えると病気はかえって重くなってしまうことが多々あります。

あえて言うならば、病院に行くのは、その病気の診断や検査のためであって、病気を治療するためではないということです。

それは先に述べたように、健康のカギは代謝力を向上させることであり、病気を治すカギもそこにあるからです。ですから、健康を維持するには代謝力を高め、ホメオスタシスが正常に機能するようにしておくことがポイントです。反対に、病気になるいちばんの問題は、代謝が低下しホメオスタシスが崩れることにあるのです。

東洋医学でいう「未病」は、病気とは言えないが病気の一歩手前、「予備軍」である状態をいいます。手足やお腹が冷える、体温が低い、便秘、下痢、頭痛、肌荒れ、倦怠感、凝り、痛み、気力が出ない、不安、イライラ、落ち着かない、疲れがとれない、睡眠が不十分、食欲がない、なども未病といえるでしょう。

そんなときは体調が悪いなと感じるものですが、病院で診てもらえばいいというものではなく、やはり食生活に注意を払うことが第一でしょう。その具体的な方法は後述します。

安心して死ねるのは病院？ 自宅？

現在、多くの方が死を迎えるのはほとんど病院です。病院に行くのは、最終的に死ぬために行く、そんな状況にさえ思ってしまいます。自宅で健康なまま天寿を全うして眠るように死ぬ方は数えるほどしかいないでしょう。

ときには延命措置のために、たくさんの管につながれ、酸素や栄養剤を投与されます。知人の父親は、87歳のとき急に体調を崩し入院を余儀なくされました。元気なときから、常々「病院で管につながれて死ぬのは嫌だ。自宅で死にたい」と言っており、知人もそうしようと決めていました。ところが、入院して急激に体調が悪化すると、食べられなくなり、当然のように点滴状態になりました。その点滴を打つ血管も収縮して不可能になると、鎖骨の部分に管を通しました。息子に相談もなく、医師の判断だけでそうしたのです。

ところが、まだ意識があった父親が自分の力でその管を引き抜いてしまったのです。今度はその手をベッドに縛られてしまい、管を引き抜くことはできなくなりました。

知人は「この治療は父の望みではないから止めてほしい」と医師に話しましたが、受け入れられることはありませんでした。そうして2カ月後に息を引き取ったのです。

自分の望まない最期を病院で迎えるのと、たとえ病院の提供する最高の治療を受けられなくても自分が望むような最期を迎えるのと、いったいどちらが幸せでしょうか？

皮肉なことに、知人のお父さんの場合、亡くなられるのが早かったのが救いだったかもしれません。管につながれ、手をベッドに縛り付けられたまま何年も生きていたとしたら、とくに本人に意識があれば、それは地獄以外の何物でもないでしょう。

事実、そのような状態で何年も病院にいる方が多いのです。

自宅で過ごして、仮に病院に入院するよりも1カ月、1年早くあの世に逝くのと、病院で苦しみながら少々長生きするのと、どちらが本当に幸せな最期なのでしょうか？

もちろん、家族との十分な話し合いが必要でしょうが、ある程度年老いたら、人生の最期くらい自分の家で過ごしたいと思うのは自然なことでしょう。実際に9割近くの方が自宅で死にたいと考えているという調査報告もあります。しかし、自宅で死ねるのは1割にも満たず、9割以上は病院で息を引き取ります。管につながれながら……。

長生きするのは健康のため？　生きがいのため？

たとえば、今70歳の人で100歳まで健康なまま生きる自信があるという人はどれくらいいるでしょうか？

「私は元気で、どこも悪くない」と思っていても「10年後は寝たきりになっているんじゃないか」と不安に思っている方がほとんどです。

何十年も生きていると、どんなに健康でも、明日は脳梗塞《こうそく》で倒れているかもしれない、1年後にはガンになっているかもしれない、認知症になって徘徊しているかもしれないと不安がつきまといます。

それだけは避けたいというのが誰しも願うところです。しかし、今日、脳梗塞や脳出血で倒れて寝たきりになったり、認知症になったりする人は増える一方です。ガンの治療のために抗ガン剤を打って副作用で苦しむ人の数も増え続けています。

生活習慣病の代表である糖尿病患者は、その予備軍も含めると2000万人いると言われます。結局、健康で長寿を全うできる人は数えるほどしかいないと言ってもいいでしょう。

ここでもう一度考えてみたいのは、なぜ健康でありたいのか、なぜ病気だとだめなのかということです。

人間は、年齢が進むと体力が低下していき、やがて死にます。しかし、それが問題なのではありません。人間は元々、１００％死ぬようになっているのですから……。

問題は、もっと生きていたいのにガンになってしまった、認知症になってしまった、というときです。自分がしたいことをなし終えて思い残すことなく眠るように天寿を全うできるのなら何も問題はありません。しかし、道半ばにして死を宣告されたり、寝たきりになったり、認知症になったりしたのでは悔いが残ります。

言い換えるならば、自分のしたいこと、自己実現をして満足いく人生を勝ち取るために、不本意な死や病気を避けたいと願っているのだと思います。これが、健康を維持し、管理しなければならない一番の理由でしょう。

自己実現のために、病気を予防し、病気を回復する道をともに探りましょう。

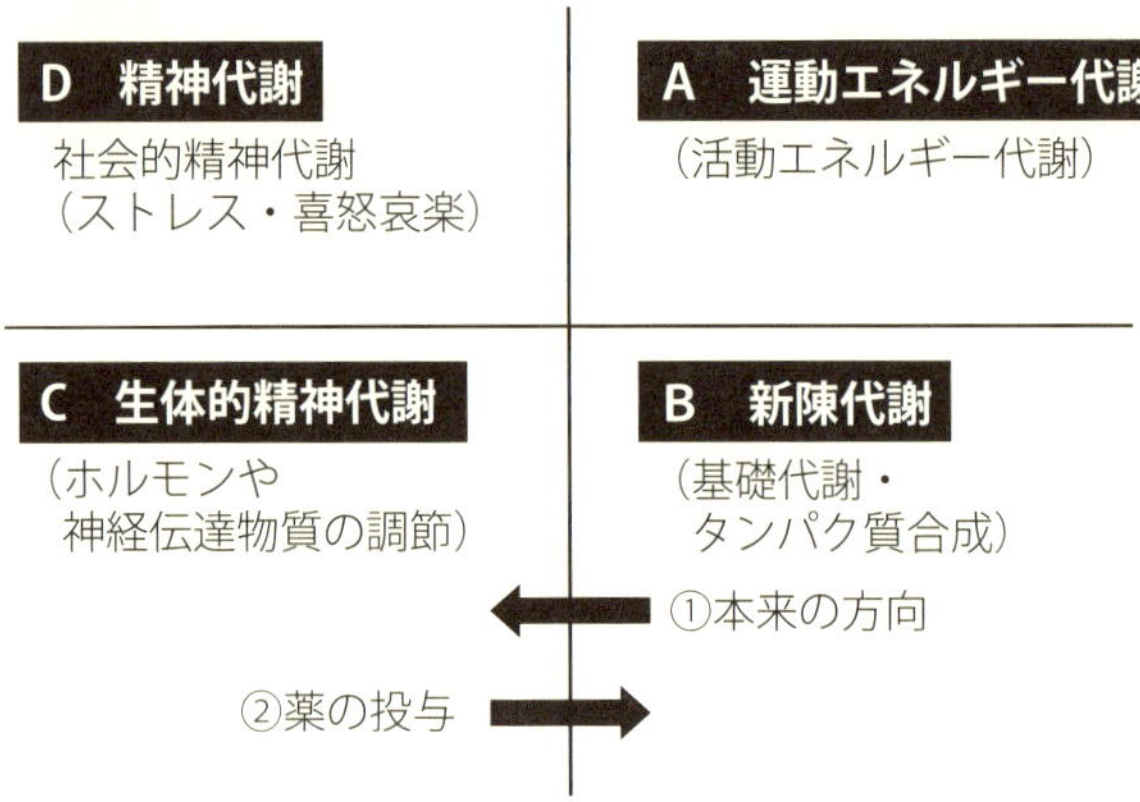

図８：代謝の図

そもそも代謝って何？

図は、体内の四つの代謝を示しています。右下のＢの領域の新陳代謝は、ＡとＢをたした総代謝すべての約８割を占めており、すべての代謝の基本をなしています。つまり体を健康に維持するためのもっとも基本になる部分です。

体のさまざまな臓器や皮膚などの細胞が古いものから新しいものへと生まれ替わる（１日に約５０００億個もの細胞が死んで新たに生まれている）代謝や、生体の恒常性維持に必要なホルモンの合成、酵素の産生など、さまざまなタンパク質をつくるのが新陳代謝です。もちろん、タンパク質合成に必要なエネルギー代謝や、臓器の本来の機能に必要なエネルギーをつくる基礎代謝もこの領域に含まれています。

総代謝（Ａ＋Ｂ）のうち異化、つまりエネルギーの産生は細胞内の小器官であるミトコンドリアがほとんどの役割を担っています。ＡＴＰとは、このミトコンドリアで産生されるエネルギーそのものを意味します。Ａの領域は、日々の活動や運動によって消費されるエネルギー代謝ですが、総代謝の２割にしか過ぎません。

ＢとＣは自分の意志ではコントロールできない領域、つまり不随意領域に当たります。すべての健康のバランスから見ると、最初に崩れるのは四つの代謝のうちＢの領域で、その影響を受けてＣが崩れかけます。しかし、Ｂ、Ｃともに初期の崩れの段階ではまったく症状が現われません。多少のバランスの崩れがあっても体に本来備わっているホメオスタシス（恒常性維持機能）で元の正常な代謝に戻そうとするからです。

しかし、初期のバランスの崩れを見逃して放置しておくと、Ｂの代謝が低下し、Ｃのホルモンバランスの調節ができなくなり、自律神経系の失調症をはじめ、各ホルモンの影響に応じてさまざまな症状が出はじめます。

代表的な症状としては寝付きが悪くなる、イライラ感、女性であれば生理不順や便秘などです。これらは、じつはＢの領域の崩れからくる初期症状と考えられます。そして、もっとも典型的に多くの方に現われる症状が、腸の不調です。

腸の不調で気づくべきこととは？

腸に現われる具体的な症状には、便秘、下痢（過敏性大腸炎などを含む）、胃痛、食欲不振、などがあります。また、風邪をひきやすくなったり、免疫力・抵抗力が落ちたりするのも腸の影響です。

このときにいち早く気づいて、そのまま放置せずに、B領域をターゲットに代謝を上げる必要があるのですが、多くの場合、重篤な病気や症状ではないので、胃薬を飲んで寝れば治るとか、ちょっと風邪気味だな、と思いつつそのまま放置することが大半でしょう。

ホルモンバランスの崩れにまで自ら気がつくことはさらになく、対症療法的に市販薬に頼って2、3日の様子見で終わってしまい、そのまま慢性化する方が増えているのも事実です。

じつは、これが病気のはじまりなのです。

なぜ腸に症状が出るのでしょうか？

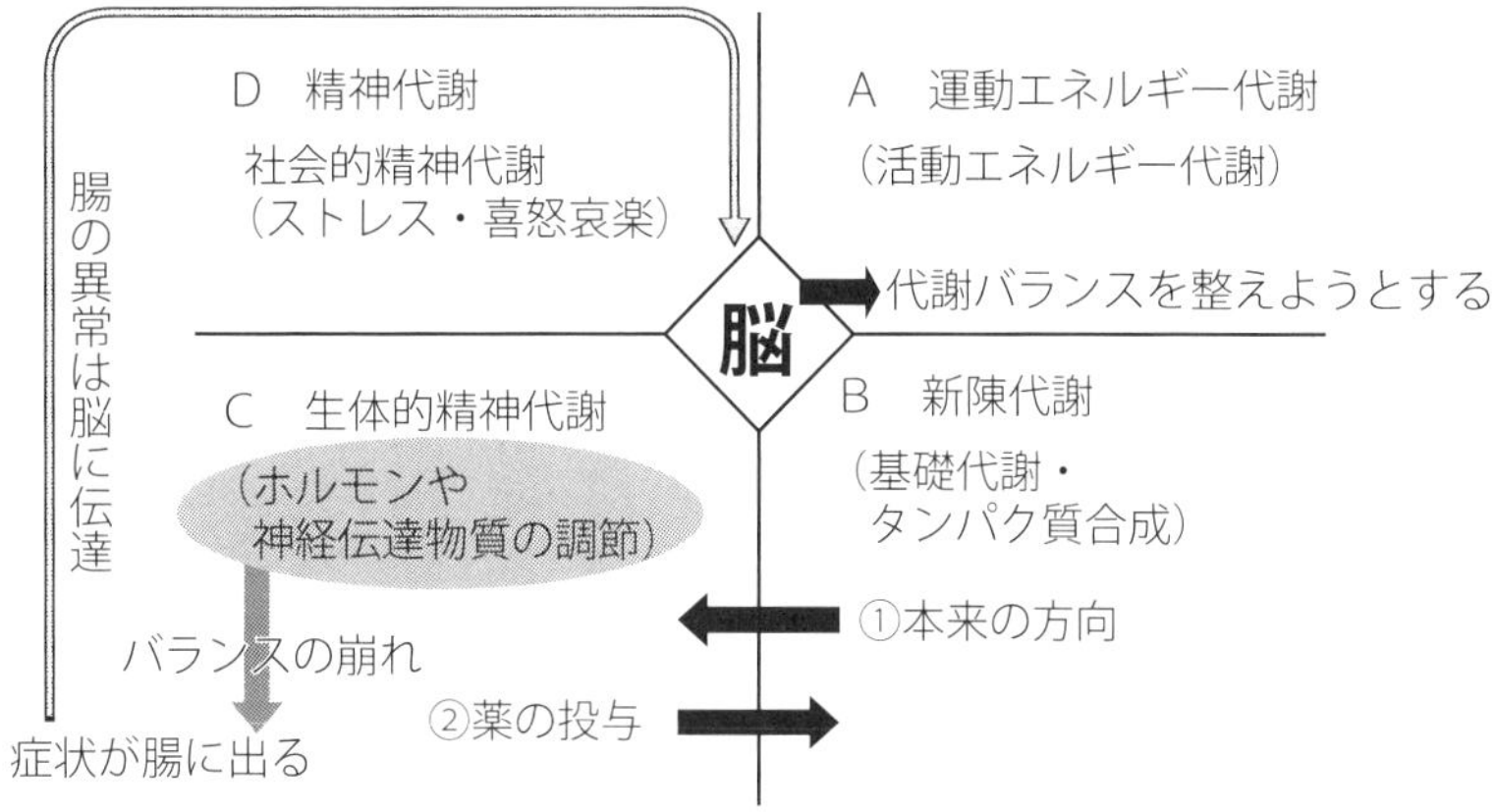

図９：代謝異常は腸から脳へ

Cの領域は、主にホルモンバランスの崩れと自律神経系の支配下にある部位に大きく関係します。腸は自律神経系、とくに副交感神経系の支配下にあるため、自律神経系のバランスを崩すと腸の働きが悪くなり、同時に腸管内のホルモンのバランスが崩れます。このことで便秘になったり、下痢になったり、消化不良を起こしたりします。

さらにこれらの症状は脳に刺激を与える信号の一つでもあります。胃腸の具合が悪くなり、痛みを感じると、その辛さが脳にストレスを与え、脳からの指令をもってB領域を整えようと働きはじめるのです。もし、腸に何らかの症状が出たら、まず、ホルモンバランスが崩れている、そして、新陳代謝が悪くなっていると判断することが大事です。

さらに、ホルモンバランスの崩れが慢性化しつつある場合は、Dの社会的精神代謝も低下して、社会的ストレスの影響を受けやすくなります。そうなると、感情的に不安定になったり、イライラ感が増したり、不眠症に陥ったり、ひどくなればうつ病にさえなってしまいます。こうなってしまうと自分の感情コントロールがうまくできなくなってしまい、悪循環がはじまります。

ですから、外的ストレスの影響を受けて不眠やイライラ感が出たときに、まず判断の目安にするのは腸の状態です。常日頃から腸の具合を把握しておくことをおすすめします。

「腸を整える」、これは最大にして最良の健康づくりの基本であり、腸を整えることが代謝を上げ、免疫力を上げ、自律神経系を整え、外的ストレスに強い体づくりの原点になるのです。

薬が代謝機能を崩してしまうってホント？

人間の体はB領域の新陳代謝の低下から、51ページの図9の①の矢印が示すようにCの代謝の衰えを来たし、それが腸から脳に伝わってDの外的ストレスの影響を受けやすくなっていきます。ところが、体が不調になると多くの人は薬を飲んで苦しみの症状を抑えようとします。ところが、薬は図9の②の矢印のように、本来の方向とは逆に作用します。体内で新陳代謝を上げてCやDを整えようとする本来の働きと、薬で症状を抑えようとする働きが真逆に対立して、最終的に薬の力でBの領域が抑えられてしまうことになります。

このように、すべての基本であるBが抑えられた状態では、当然ホルモンバランスが整わなくなってしまうため、ますます薬に頼らざるを得ない体になり、一生薬を飲み続ける必要に迫られます。「クスリ」は、体内から見ると「リスク」になってしまうのです。

繰り返しますが、重要なことはもっとも基本になるBを整えてから、Bの力でCを整えていくことなのです。

うつとストレスに代謝は関係している？

精神代謝の崩れからくる代表的な疾患「うつ病」を例にとって、もう一度代謝の図を見てみましょう。

うつ病は、脳の中のセロトニン神経系の異常により起こる病気の一つで、セロトニンの分泌量が低下していることが多く見受けられます。

症状としては、不眠やイライラ感、そして、脱力感や精神的苦痛、落ち込み、無力感などです。

セロトニンは脳内神経伝達物質の一種ですので、その低下は代謝の図から見ればCの領域の代謝異常に当たります。Cの代謝異常の原因は、当然Bの新陳代謝の衰えによるところが大きいからです。

ここで、Dの外的ストレスが「うつ」に与える影響を考えてみましょう。

たとえば過労などで100のストレスがかかったとします。もしB領域が異常な人であればCの代謝も異常になり、Dからの外的ストレスに立ち向かうことができず、最終的に１００のストレスを１２０の重みで受けてしまうことになります。当然そうなれば「うつ」に対する影響はさらに大きくなってしまいます。

一方、Ｂが正常で健常な人はＣの代謝も正常を保っていますので、Ｄからのストレスに強い体をもっています。１００のストレスを受けても自分の力で恒常性を保つことができるので、ちょっとしたことでは「うつ」になることはありません。

つまり、Ｃの代謝の低下が、外的ストレスを受けやすい体にする主因になっているということです。しかも、Ｃを整えるには、やはりＢの代謝を整えることが先決なのです。

糖尿病ではどうでしょうか？

糖尿病の多くはインスリンというホルモンの分泌が悪いか、またはインスリンの働きが悪くなる生活習慣病の一つです。代謝の図で見るとこれもＣのホルモンバランスの崩れに当たります。

このように、病気は基本的にＢ領域の新陳代謝が低下することによってＣのホルモンバランスや自律神経系の調節が崩れることにより引き起こされるようになっているのです。

また、ＢはＡの活動エネルギー代謝にも影響を与えているため、Ｂが衰えＡも衰えると、疲れやすい、疲労感が取れない、風邪をひきやすい、太りやすい、痩せない、などの倦怠症状となって現われます。

代謝の主役はミトコンドリア？

次に、ミトコンドリアの働きから新陳代謝について見てみましょう。

代謝は大きく同化と異化に分けられますが、先の図のA＋Bの総代謝が異化です。この領域でミトコンドリアによってＡＴＰというエネルギーがつくられていることはすでに述べました。

人間の体は、１日に約１５０グラムのタンパク質が合成して新しくつくられます。しかし、食事で摂取するタンパク質量は、大人で平均60グラム程度です。では、残りの90グラム近いタンパク質はどのような仕組みによって補っているのでしょうか。それは、小さな一つ一つの細胞の中で使用済みとなったタンパク質や、コピーミスによって作られた不要のタンパク質、また、代謝異常となったミトコンドリアなどのタンパク質をオートファジーというメカニズムによって分解してアミノ酸をつくり、このアミノ酸を再利用して新たなタンパク質を合成していきます。これらオートファジーによる細胞内デトックス作用もＡＴＰによるエネルギーが必要になります。

このように細胞内の不要なタンパク質がアミノ酸に分解され再利用されると同時に、細胞内は浄化されているのです。ところが、オートファジーの機能が低下すると、細胞内には不要なタンパク質がゴミのように蓄積され、細胞は老化現象を起こし、しまいには細胞は自ら危険を察知し、自殺しようとします。これを自滅死（アポトーシス）と呼んでいます。

この自滅死がどの部位で起こるかで病気も決まってしまうのは驚きとしか言いようがありません。たとえば、脳内の海馬でアポトーシスが起きれば認知症、中脳で起きればパーキンソン病、といった具合です。

Bの領域である新陳代謝の低下、それはじつは、オートファジーの機能低下やミトコンドリアの機能障害によるものなのです。これを一般に老化と呼んでいます。新陳代謝が正常に働いていることが、すべての健康の基本で、病気の予防、長寿につながります。

逆に考えると、新陳代謝の衰え、老化現象が病気の引き金になっており、病気を治すコツといえば、代謝を上げ、若返ることに尽きます。

Ⅱ章
代謝力向上こそ健康長寿の秘訣

病気を治すコツは「代謝力」優先？「薬」優先？

最近、高血圧が改善した、ガンが治った、糖尿病が治ったなどの体験談を交えたサプリメントや、早めの予防と対策に有効という薬の宣伝を目にします。また、納豆がダイエットに良い、トマトが肌をきれいにするなどといった番組が放送されると、スーパーの店頭から納豆やトマトが消えるという現象も珍しくありません。はたして、ほんとうにサプリメントや薬がその病気や不調を解決してくれたのでしょうか？

サプリメントや薬がきっかけで症状が改善したのは事実だとしても、病気の治癒の根本はあくまでも本人の自然治癒力です。この力の基本こそが代謝力なのです。この代謝力が上がることで、自然治癒力が高まり、ホメオスタシスのバランスを回復できるのです。

逆に言えば、代謝力がきちんと働かなければサプリメントや薬を飲んでも効果は現われず、治らないということです。

ですから、サプリメントや薬に頼るのは、言うなれば「他力」です。それに対して代謝力は「自力」です。

これを川にたとえてみましょう。川が濁ったままだと少々きれいな水を流しても、川は濁ったままです。どんなに作用の素晴らしいサプリメントや薬であったとしても、それを受け入れる体が濁ったままではその作用は発揮されないのです。

自らの体の状態、とくに代謝力が正常に機能しているかどうかを知らずに、サプリメントの機能や薬の効果だけに期待しても、ほんとうに健康になることはできないのです。一時的に症状や検査の数値は改善されるかもしれませんが、それでは健康不安から解放されることはないでしょう。

代謝力という自力を向上させてホメオスタシスのバランスを保てば、薬の量は減り、最終的に飲まなくてもいい体づくりができるのです。

生活習慣、とくに食生活を見直しながら自力である代謝力を高めることこそ、病気を根本から改善して10年後も大丈夫だと自信を持てるようになる近道なのです。

代謝力を上げる最適な方法は運動？　それとも食生活？

代謝力に関する情報を見ていますと、代謝力を高める主役は運動であるというものもあれば、食事であるというものもあります。

もちろん、どちらだけでいいということはないでしょうが、ポイントは食生活にあります。

老化現象は誰にも避けられないことですが、その主因である新陳代謝の機能低下の速度は生活習慣によってかなり違ってきます。

代謝力を下げる大きな原因が生活習慣の乱れであることは何度も述べました。その原因は運動不足や睡眠不足など生活リズムの乱れもありますが、じつは、その大半は食の乱れによる栄養バランスの崩れです。

食が乱れたまま運動不足や睡眠不足の解消に取り組んでも、代謝力は回復してきません。体に活力がなかなか戻ってこないので、せっかくはじめた運動も長続きしなかったり、かえって体調を崩してしまったりすることにもなりかねないのです。睡眠改善も思ったほどうまくいかないでしょう。

代謝力を上げるには、まず食生活を正すことが優先です。それで新陳代謝が回復してくると、交感神経と副交感神経のバランスがよくなってきます。

夜はぐっすりと眠れるようになって疲れが取れますし、昼間は自然に活動的になります。人に会って話したり、外で運動したりすることも楽しくなります。

精神代謝も安定するので、ストレスが解消され、生き方も前向きになるでしょう。

ガンになる主因は遺伝？ それとも生活習慣？

昨今、研究が進み、遺伝子レベルで人の寿命や健康状態が決定されることがわかってきています。遺伝子を検査するとガンになる体質（リスク度）までわかるようになりました。

アメリカの有名な女優が遺伝子検査によって乳ガンの可能性が高いことを知り、乳房を切除したのは記憶に新しいことです。

ガンになるのは先天的原因が大きいという考えは、自分の親や祖父母などの先祖にガンの人がいてその体質が遺伝したというものです。

これに対して、後天的な原因が大きいという考えは、食生活の乱れやストレスなどの環境因子によって遺伝子が傷つき、ガンのリスクが増すというものです。

どちらにも傷ついた遺伝子が関係していることは共通しています。

活性酸素や紫外線、放射能などでＤＮＡ（二重らせん状の遺伝情報を担っている塩基）の特定部位が損傷しても、ふつうは修復されて元の状態に戻ります。修復不能な場合はＤＮＡの悪い部分を切り捨てる働きがありますし、もっと状態が悪いと細胞丸ごと捨ててしまう仕組みも私たちの体には備わっています。これは先述したようにアポトーシス（自滅死）といわれます。

食生活の乱れやストレスによって遺伝子が傷つくこともあるとお話ししましたが、それは活性酸素によるものです。どうして細胞の中にそんな危険な活性酸素が存在するのでしょうか。これに直接関わっているのが細胞の中に数多く存在するミトコンドリアです。

ミトコンドリアは細胞内の発電所のような器官で、ＡＴＰというエネルギー物質をつくっています。ところが、その過程で活性酸素という副産物も生み出してしまうのです。

活性酸素は本来、病原菌などを撃退する働きを持っていますが、余分なストレスや暴飲暴食などが続くと、ミトコンドリアは活性酸素を過剰に発生させてしまいます。

この活性酸素が遺伝子を傷つけることで遺伝子のコピーミスが起こり、ガンが発生する原因になるのです。

ですから、ガンを予防するには、ミトコンドリアからの過剰な活性酸素の発生をくい止めることです。

これにはエネルギーを効率良く生成できるような食事内容、とくに栄養素のバランスがもっとも基本で大事なことになります。その詳しい内容は、のちほど述べます。

◆コラム「活性酸素のメリットとデメリット？」

ここでもう少し活性酸素について説明しておきましょう。

私たちは呼吸することで空気中の酸素を吸収して生きることができます。酸素は私たちになくてはならないものですが、吸った酸素の中の数%は活性酸素になります。この活性酸素は病原菌が体外から侵入してきたときに退治する働きをします。しかし、活性酸素が必要以上に多く発生してしまうと、ガンの発病や老化の原因となってしまいます。まさしく両刃の剣のような存在でもあるのです。このように活性酸素と寿命には密接な関係があるのです。

たとえば食べすぎによる活性酸素の発生と寿命の関係をマウスで調べた実験があります。好きなだけ餌を食べさせる群れと、餌の量を制限して与える群れの2群に分け、生存日数を比較したところ、好きなだけ餌を食べさせた群れのほうが、餌を制限した群れよりも寿命が短かったのです。

活性酸素が増えると、臓器や血液が酸化されて脳卒中や心臓病、糖尿病などに発展するリスクも高くなります。

ダイエットにはカロリー制限が優先か？　代謝向上が優先か？

いつまでも若くて美しいスタイルでありたいと願うのは女性共通の願望です。美容法やダイエット法もたくさん流布しています。しかし、思ったほど若返り効果や痩身効果を得られず、困惑している方も多いと思います。

そうしたダイエット法の中心になっているのはカロリー制限と運動で、どちらをより優先するかでダイエット法も違ってきます。

ところが、どれを実践してみても、なかなかうまくいかない人が多いのです。なぜでしょうか。この疑問を解くカギは「体質」にあります。

たとえば、大してカロリー制限をしなくても適度の運動をしているだけでダイエットできる体質の人がいます。その一方で、かなりしっかりカロリー制限をし、運動にも熱心に取り組んでいるのに、思うほどダイエット効果が現われない体質の人もいます。

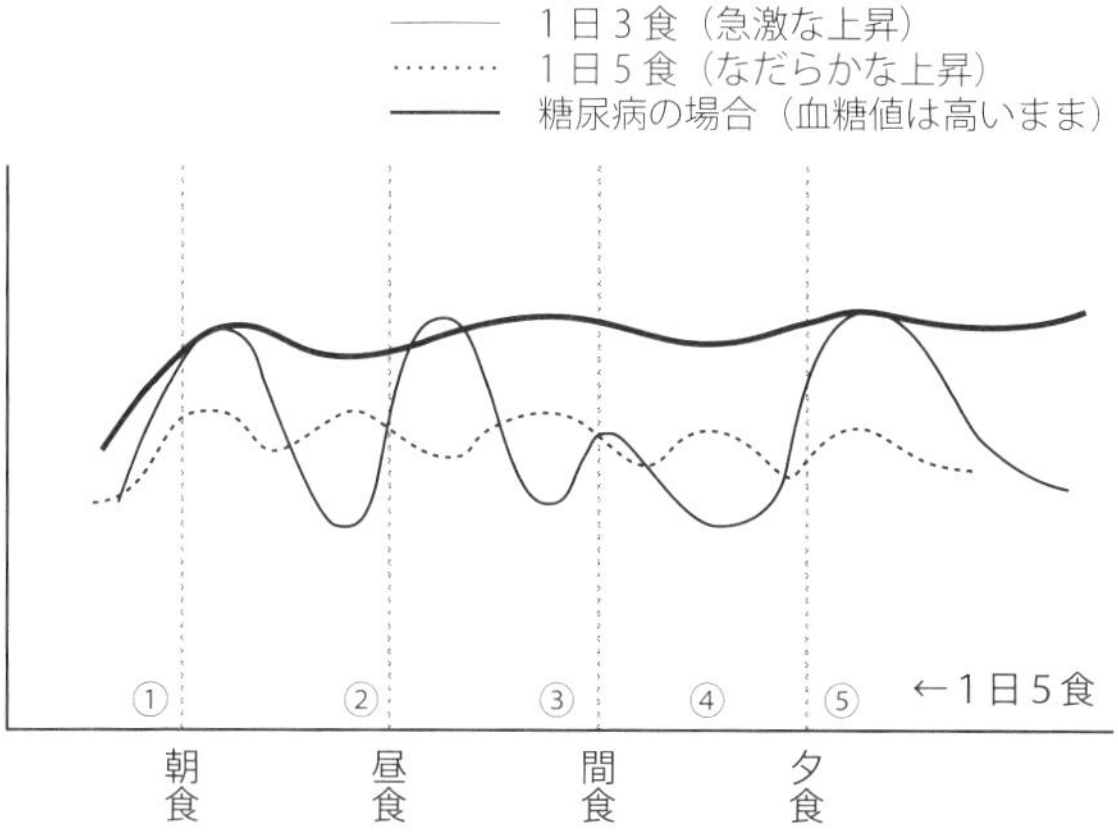

図10：食事回数と糖尿病の場合の血糖値の変化

つまり、ダイエット効果の違いを生んでいるいちばんの要因は体質にあるということなのです。

自分の体質をより正確に知る一つの方法として遺伝子検査をするのがいいのですが、もっと簡単に判断する方法もあります。

それは、次のように体質を二つに分けることです。

①20歳までの体型がやせ型で、どちらかといえば筋肉がつきにくいタイプ。また、食べても食べても太れなかったタイプ。

②筋肉質でがっちり体型で、食べると太りやすいタイプ。運動をよくするが、運動を止めるとすぐ太ってしまうタイプ。

タイプ①の場合は、基礎代謝は平均より高めで、少ないカロリー量で長時間燃える低燃費タイプです。このタイプは持久力系の運動、有酸素運動が向

1．20歳までやせ型で太れなかった人
↓
低燃費タイプで、持久力系の有酸素運動

※インターバル散歩
（早歩きを3分、ゆっくり歩き3分をくり返す5〜10回／日）

2．筋肉質でガッチリタイプ、食べ過ぎると太りやすいタイプ
↓
カロリーが短時間で燃えるタイプ、瞬発力系の筋トレ

※腕立て伏せ、スクワットなどやや高負荷で6〜8回を3セット／日

図11：体質別ダイエット法

いています。

たとえば、インターバル散歩などで少し早歩きを3分、ゆっくり歩きを3分とくり返します。こうするとミトコンドリアのエネルギー代謝が活発になり、ATPエネルギーを効率よく作って燃やすことができます。車でいえばハイブリッド車のプリウスの燃費消費に似ているでしょう。

タイプ②の場合は、炭水化物などのカロリー源を短時間で燃やすことのできるタイプなので、瞬発力を使った競技や筋トレなどが向いています。

たとえば、ベンチプレスで70〜80％の力で持ち上げられる重さを1度に8回行なうのがおすすめです。これを1日3回くらいくり返します。ほどよい筋肉痛になるくらいがベストでしょう。

このような筋トレを続けていると、筋力がつき、エ

ネルギー効率もよく、ミトコンドリアが働いて代謝も上がります。

ベンチプレスを使わなくても、自宅で腹筋、腕立て伏せ、スクワットなどを限界まで行なわず、70～80％くらいのところまでやるようにすれば、同じような効果が得られます。

ただし、1のタイプの人は2のタイプの人と比べて、いったん太ってしまうと筋トレをしてもなかなか痩せられませんから、先ほどお話ししたように持久力運動や有酸素運動を中心にすることをおすすめします。炭水化物を控えめにしてカロリー制限をし、ビタミンとミネラルのバランスを整え、オメガ3脂肪酸を摂ると効果的な場合もあります。

タイプ2の人は、1日分の食事を5回に分けて食べる5回食もおすすめです。その理由は、1日のインスリン分泌の動きを見るとわかります。

一般に食後は血糖値が急激に上がるためインスリンの分泌量も急激に増えますが、食間には限界まで下がります（図10参照）。そこで食事の回数を多くすると、血糖値の上下が穏やかになるのでインスリンの分泌量の調節が容易になるのです。

それによって代謝力が高まるため、食事と運動がうまく連動してダイエット効果を得やすくなります。

　ここまでの話からもわかっていただけたと思いますが、ダイエットにはカロリー制限が優先か、運動優先かと迷っているより、自分の体質をよく理解して代謝を上げながら運動の質を選んでダイエットをすることが肝心なのです。

カロリー制限は健康に役立つ？ それほど役立たない？

一般にカロリー過多は健康を害すると考えられています。ですから、カロリーをできるだけ制限することが健康の秘訣であると思われがちです。果たしてほんとうにそうなのでしょうか。

寿命に関わる遺伝子（長寿遺伝子）の一つにサーチュイン遺伝子があります。XXとかXYという性染色体で女性か男性の性別が決まることはご存じだと思います。じつはヒトの細胞には46本の染色体があり、サイズの大きい順から番号が振られています。長寿遺伝子はそのうちの10番目の染色体に存在しています。

この長寿遺伝子が目を覚ました状態であるほど寿命が長くなると考えられています。動物実験では、摂取カロリーを30％程度制限すると、ＮＡＤ（ニコチンアミドアデニンジヌクレオチド）という補酵素の濃度が高くなり、長寿遺伝子を活性化させることがわかっています。

私たち人間もカロリーを制限することで体内のＮＡＤが増えると、長寿遺伝子が活性化することは十分考えられています。

このことから、カロリー制限に注目が集まり、１日１食の健康法や断食療法に関心をもつ人が増えています。

本来、私たちが願う長寿は病気にならないで健康で長生きすることです。ですから、たとえ長寿遺伝子のスイッチがオンになったとしても、それだけで病気にならないという保証は今のところありません。

カロリー制限をして腹７分目にしても、活性酸素によって遺伝子に傷がつき、ガンになることはあるのです。しかも、カロリーを減らしすぎると、代謝を悪くして免疫機能が低下したり、骨密度が減少したりすることも考えられます。

もちろん、カロリー制限をして長寿遺伝子を活性化することは悪いことではありませんが、それ以上に大切なのは、新陳代謝などの代謝を上げることなのです。それには何より、食べすぎに気をつけ、栄養バランスのよい食事をとることで、代謝を活発にする食生活がポイントです。そのことがわかっていれば、１日の摂取カロリーで一喜一憂する必要はないでしょう。

健康寿命は脳の影響が大きい？ 腸の影響が大きい？

暴飲暴食や不規則な食事、過労、睡眠不足など生活習慣が乱れてくると、腸に症状が出やすくなります。それは、腸内環境の悪化や自律神経系の不調から腸の働きが悪くなり、悪玉菌が増殖するからです。近年、大腸ガンが増加しているのも、こうした腸内環境の悪化が影響しているのかもしれません。

腸内環境は畑の土壌と似ています。土壌が良くなければ作物が十分育たないのと同じで、腸内環境が悪ければ健康な体を維持できません。じつは、こうした腸の働きと脳が密接な関係にあることもわかってきています。

脳には、体のなかでいちばん多くのミトコンドリアが存在しています。次に多いのが心臓や筋肉です。それは、エネルギーをもっとも多く必要とする臓器となっているからです。

しかも、脳の代謝が上がると、全身の代謝も相関してよくなります。健康寿命を延ばす基本は代謝の低下を防ぐことであるというのが本書でもっともお伝えしたいことですが、それには脳の代謝を上げることが効果的と考えます。

ところが脳は、脳内で代謝異常が起こっても自ら感じ取ることができません。脳は意外と鈍感なのです。そんな脳にいち早く、脳の代謝異常を知らせてくれるのが腸です。

脳で異常があると、腸内環境が悪化して腹痛や下痢、便秘といった症状を引き起こし、脳で異常が起こっていて危険であることを知らせます。それで、びっくりした脳は慌てて代謝異常を改善しようとし、自律神経系を整えようと働きはじめます。

もう一つ、脳と腸の関係で見逃せないのがセロトニンです。セロトニンは体全体に存在するホルモンの一つですが、とくに腸には全体の約80％が存在し、脳にはたったの2％前後です。残りは血小板や他の臓器にあります。

この数字だけ見ますと、脳内に存在するセロトニンはわずかですが、これが少し変わるだけでうつ病になってしまいます。たとえわずかといえども、脳内におけるセロトニンの影響は大きく、その働きや代謝を正常に保つことが重要なのです。

では、脳内での代謝やセロトニンの働きを整えるにはどのようにすればいいでしょうか？　それは、腸内環境を整えることに尽きます。腸内環境を整えることによってセロトニンの作用を正常に保つことができ、脳の働きを整えて代謝を上げていくことが可能となるのです。当然、腸内環境を整えるのは食生活にあることはおわかりでしょう。

まずは腸、次いで脳、これに必要なのが食生活の改善です。詳しい内容はⅣ章でお話しします。

〝健康に栄養バランスが大事〟は科学的に明らかか？ 明らかでない？

健康には栄養のバランスが大事だという話はよく耳にしますが、本当のところはどこまで解明されているのか、意外に知られていないことが多いと思います。

体の活動に必要なエネルギーとして利用されるエネルギー源は、6大栄養素のうち炭水化物がほとんどです。断食するとタンパク質、脂質の一部がエネルギー源として働きます。

1970年代までは、生命を維持するのに必要な栄養素は五つの栄養素であると考えられていました。その後、そこに食物繊維が加わり6大栄養素となり、さらに、7番目の栄養素としてポリフェノールなどの植物成分の重要性が認識され、今は次のような7大栄養素が必要であるとされています。

①炭水化物、②タンパク質、③脂質、④ビタミン、⑤ミネラル、⑥食物繊維、⑦植物栄養素。

ここで7大栄養素の働きを理解しやすくするため、それぞれの栄養素がどのように体を構成し、代謝を維持しているのかを見てみます。

体を構成する成分は、タンパク質と脂質とミネラルの三つです。このなかで今の日本人にとくに不足しがちなのはミネラルです。これらを食べ物から摂取して体を構成する成分に作り変える働きをするのが同化という代謝です。

材料となるタンパク質と脂質とミネラルが必要なのはもちろんですが、ミトコンドリアのエネルギー産生に炭水化物とビタミンが必須、そこにポリフェノールなどの抗酸化物質と遺伝子発現の調節や各栄養素の相乗効果の働きに植物栄養素が必要になります。食物繊維は腸内環境を整えながら各栄養素の吸収、働きを補佐しています。

このように細胞を中心に栄養素の働きを見ると、7大栄養素のどれもが不可欠であることは明らかです。ですから食事においても、7大栄養素をバランスよく摂取することが重要なのです。このことを理解しておくだけでも、何となく大事だと思っていた栄養バランスが、いかに健康に重大な影響を与えるかがわかると思います。

栄養素バランスは徹してこだわるべき？　だいたいでいい？

7大栄養素と言われても、実際に食事で毎日欠かすことなく摂るのはむずかしいでしょう。たまには欠けるものがあっても健康には大して影響しないだろう。そのように思われている方は意外に多いかもしれません。

栄養は「生命の鎖」と言われます。どの栄養素も単独で働くことはなく、互いにチームとして働きます。ですから、栄養素同士のバランスが大切で、やはり一つとして欠かすことはできないのです。

といっても、毎日の食事でいちいち成分やカロリーを確認しながら食べるというのでは現実的ではありません。大切なのはポイントを押さえることです。

7大栄養素のうち、まず炭水化物は、体を動かすエネルギー源になる栄養素です。ですから1日の摂取量としては、その日、体を動かすために必要なエネルギーをつくるカロリーを満たしていれば大丈夫です。

タンパク質は21種類のアミノ酸で構成されていますが、バランスよく摂るのがなかなかむずかしいと思います。じつは21種類のアミノ酸のうち体内で合成できないものが9種類あります。それらは必ず食べ物から摂る必要があるため、「必須アミノ酸」と呼ばれています。

タンパク質を摂るポイントは、この9種類の必須アミノ酸を体の中に摂り入れられる食べ方をすることです。

次はビタミンですが、生命活動に欠かせない必須ビタミンは18種類です。これらは補酵素と呼ばれて体内でタンパク質の働きを助ける役目をしますが、それぞれ性質が異なっており、各ビタミンのバランスが代謝のすべてを決めてしまうほど重要な役割を果たしています。

ミネラルについてとくに重要なのは、各ミネラル同士の比率です。カルシウムとマグネシウムは2対1、カルシウムとリンは1対1、亜鉛と銅は8対1の割合で、最適な吸収と働きを示します。

その他に、カルシウムの吸収にはオリゴ糖が相乗効果を示したり、鉄の吸収には銅が必要だったり、脂溶性ビタミンには脂肪酸が必要だったりします。

◆必須アミノ酸
フェニルアラニン、ロイシン、バリン、
イソロイシン、スレオニン、ヒスチジン、
トリプトファン、リジン、メチオニン

◆アミノ酸スコア 100 点から 70 点の食品
100 点：鶏卵、牛乳、豚肉、牛肉、鶏肉、あじ、鮭、かつおなど
90 点：チーズ、ベーコン、しじみなど
80 点：大豆、キウイ、さつまいも、昆布など
70 点：いか、くるまえび、とうもろこし、しいたけなど

※アミノ酸スコアとは、食品に含まれる必須アミノ酸の
含有比率を評価するための数値。

図 12：必須アミノ酸の種類と必須アミノ酸が多く含まれる食物

次は食物繊維です。これは生体内では消化・吸収されず、そのまま排泄されてしまいます。しかし、腸内環境を正常に保つためには重要な役割を担っています。もし食物繊維が不足すると腸内環境が悪化するため、他の六つの栄養素をバランスよく吸収できなくなります。食物繊維によって腸をきれいにしておくことがとても大事なのです。

最後に、ポリフェノールです。赤ワインに含まれていることで有名になりましたが、現在わかっているだけでも自然界には５０００種類以上あるといわれています。すでにわかっている作用は抗酸化作用、脂肪燃焼作用、抗炎症作用、鎮痛作用、整腸作用、その他多数にわたります。

野菜や果物の多くに数々のポリフェノールが含まれていますが、分子量が大きいため、他の栄養素との組み合わせ方で大きく吸収力が変わってきます。

たまの外食なら健康に影響しない？　影響する？

7大栄養素をバランスよく摂ることはわかっているし、自宅での食生活には気をつけているけど、外食することがあるとバランスが崩れそうで心配だという人もおられるでしょう。

いや、外食でも健康を考えたメニューになっているから、ある程度はいいんじゃないかと思いますか？

今は、手っ取り早くお腹を満たせるファストフードやレストランがあり、24時間営業のコンビニにはお総菜や弁当も揃っています。健康志向の品揃えをするところも増えています。これなら、ある程度利用しても健康に支障はなさそうだし、わざわざ自宅で料理する手間も省けそうです。

しかし、そこにはとても怖い落とし穴があります。

外食やコンビニなどの手軽な食事では、実際にはどうしても糖質・脂質の摂取が多くなり、カロリー過多になりやすいのです。野菜の摂取量も減ってしまい、ビタミンと、塩分以外のミネラル、食物繊維は不足しがちになります。

それでも当面は病気になることなく過ごせますが、確実に正常な新陳代謝が崩れていきます。

本書は、食生活の改善をして代謝を上げることこそ、病気の予防、老化防止になると考えています。

人間の体は生まれた瞬間から、口から入る食物で作られていきます。ことばを換えれば、何十年にもわたって毎日くり返される食生活習慣こそが体のすべてを決めているということです。

医聖といわれるヒポクラテスは「食べものによって病気にもなり健康にもなる。食べもので治せない病気はない」とまで言っています。

生きていくうえで食は基本中の基本のはずなのに、保存性の良さや安さ、便利さを求めるあまりに、本来の食と体の関係が見失われてきたように見えます。

今日は疲れているから、今日は時間がないから外食で済まそう、コンビニ食で済まそうと思う気持ちはわかりますが、その一回の食事がいかに体に重大な影響を与えるか、考えてみてください。一回くらいが落とし穴です。

少々面倒でも、自分の手でバランスを考えて食事を作る。これが健康の基本中の基本です。

さらに、何を作るかを考え、計画を立て、買い物に行き、お金の計算もし、料理の段取りを立て、包丁も使い、味の調整もする。これほどトータルに頭と体を使う作業は、日常生活にそれほどありません。認知症や老化対策になり、適度な運動にもなります。

Ⅲ章

これだけは知っておきたい健康寿命にいい食事法

栄養素は単独でも効果がある？ ない？

食事をするとき、栄養の組み合わせがどのように体に影響するのか、考慮して摂っているでしょうか。そもそも栄養素は単独でも効果があるのでしょうか？　ビタミンCを例に考えてみましょう。

まず、栄養学ではビタミンCの効果を次のように習うでしょう。

ビタミンCは抗酸化作用が強く、活性酸素から細胞を守り、肌の老化を防ぐ。メラニン色素を抑制し、シミの予防や改善効果がある。コラーゲンの産生を促進し、肌にハリと弾力を与える。抗炎症作用として、ニキビ予防や治療にも効果的。皮脂分泌を抑制することで皮脂腺の広がりを抑え、毛穴を目立たなくさせる。体内のさまざまな代謝に関与するなどなど。

それでは、実際にビタミンCをそのまま単独で摂取してこのような効果が見られるでしょうか。答えはＮＯです。

栄養学では、これまでの過去のデータを積み重ねながら、個々の栄養素の性質や作用を明らかにすることを目指してきました。つまり、栄養学は一つひとつの栄養素の働きを試験管内の反応として学ぶものなのです。実際に体内で起こる反応とはほど遠いことを、ぜひとも知ってもらいたいと思います。

最近、分子栄養学の発展にともない、栄養学の概念は分子レベルでの反応へと進化しつつあります。栄養素は体の中で単独で働くことはなく、さまざまな栄養素の組み合わせによって機能していることがわかってきました。当然、体内に吸収される際にも栄養素の組み合わせが大事なことは既知の事実です。

抗酸化物質としてのビタミンCは、単独だと熱に非常に弱く、体内に吸収される前にわずか数秒でその効果がなくなってしまいます。

では、ビタミンCの抗酸化作用を体内で発揮するにはどうすればいいのでしょうか。まずは、ビタミンCを体内に吸収させるためにポリフェノールに結合した状態で摂取することです。たとえば、ハーブティーなどに含まれているビタミンCとして摂取することが大事です。

ポリフェノールに結合している状態では熱に非常に強く、２００度でも耐えうる

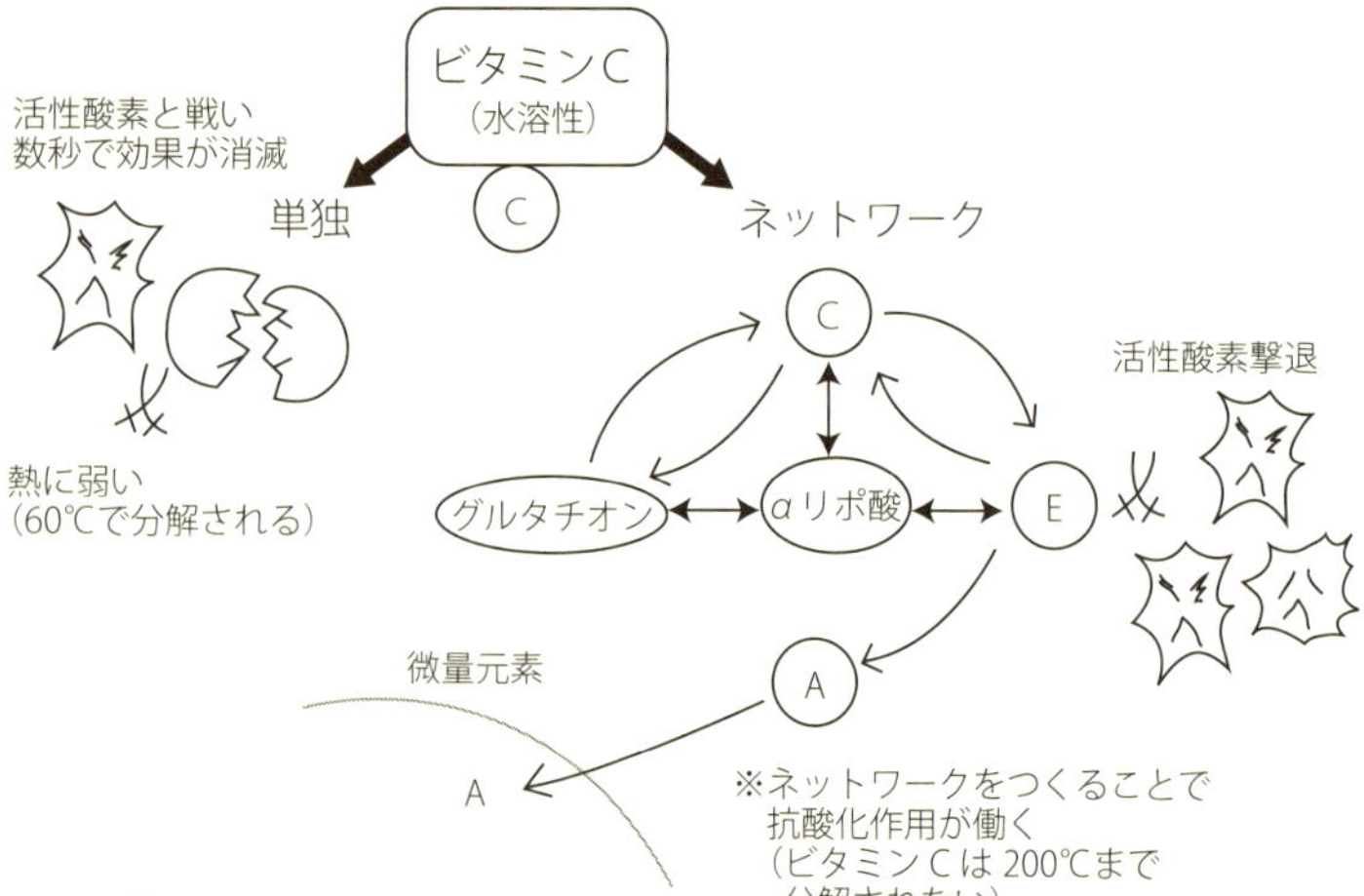

図 13：抗酸化ネットワーク

ことがわかっています。これが体内の隅々まで効果をもたらすためにもっとも効果的な摂取方法と言えるでしょう。

さらに、ビタミンCが抗酸化作用を発揮するためには、脂溶性のビタミンEの存在が必須ですし、ビタミンEもビタミンCを必要とします。その他、αリポ酸やグルタチオンなどと抗酸化ネットワークを形成し、細胞の内外で活性酸素と戦って細胞を守っています。αリポ酸があることで失われたビタミンCを補充し、各栄養素が助け合いながらそれぞれの効果を十分に発揮できるのです。

このように、ビタミンCは栄養剤などで単独で摂ってもまったく意味がなく、さまざまな栄養素との組み合わせとバランスによって機能しているのです。

Ⅱ章で述べたように、現代の栄養学では6大栄養素から7大栄養素に変わっています。7番目の植物栄養素がなぜ今になって加えられたのでしょうか。それは、植物栄養素、とくにポリフェノールが遺伝子にさまざまな影響を与えることが明らかとなってきており、ビタミンやミネラルと組み合わさることによって、遺伝子の発現を調節することがわかってきたからです。

たとえば、ガンになるリスクの高い遺伝子をもっている人がいたとしましょう。植物栄養素であるポリフェノールと体内のビタミンやミネラルとの相乗効果を利用すれば、ガン化する遺伝子変異をも予防することが可能になる時代が近いでしょう。アンチエイジングや若返りも、遺伝子発現のリセット技術によって夢ではなくなってきています。

単独ではほとんど効果のなかったものが他の栄養素と組み合わされると、それぞれの相互作用や代謝産物との相乗効果によって素晴らしい効果を発揮することが明らかとなってきています。

そこで、ガンや糖尿病など個々の病気を予防するには、どのような栄養素の組み合わせや食事法が効果的か、具体的に見ていくことにしましょう。

ガンになったら抗ガン剤を優先？ 食生活を優先？

ガンになる原因と対処法を中心に考えながら予防の基本に迫りたいと思います。

ガンの原因は、ミトコンドリアの代謝異常によって大量の活性酸素が発生し、その結果、遺伝子を傷つけ、その状態で細胞分裂を起こすことによると述べました。ミトコンドリアの代謝異常は、栄養素不足、栄養バランスの崩れ、酸化ストレス、酸素不足などが主な原因です。

ガンを予防するにはビタミンやミネラルをバランスよく摂り、代謝を上げることと、抗酸化作用のある食物をバランスよく摂りながら活性酸素の発生を抑えることが基本になります。

ガン細胞は1日3000から5000個つくられているといわれています。それでもガンにならないのは、免疫力によってこのガン細胞を抑制するからです。緑茶などに含まれる渋味成分カテキンは、その抗酸化作用によってガンの原因となる活性酸素の発生を抑えるだけではなく、ガン細胞に直接働きかけて死に追いやる作用もあります。とくに食道ガン、子宮頸ガン、卵巣ガン、膀胱ガン、乳ガン、胃ガンの発生リスクや転移を抑えるという報告があります。

ガン細胞は糖分が大好物です。ガン細胞は、正常な細胞と比べてエネルギー消費が激しく、より多くのブドウ糖を細胞内に取り込もうとします。ですから、小さいころからケーキやアイスクリーム、菓子、清涼飲料水など甘いものを飲食する習慣は、ガン細胞が増殖する格好の体内環境をつくることになります。

ガンになる生活習慣は短くとも10年前、あるいはもっと前から続いています。その間に代謝が低下し細胞の劣化や遺伝子配列の狂いが進みます。ですから、その状態を一朝一夕に改善できるものではありません。

根気よく食生活を改善しながら、ビタミン、ミネラル、食物栄養素を摂り、とくに基礎代謝を上げるよう心がけてください。

ストレスはガン細胞の増殖に影響する？　影響しない？

ストレスがガンの発生に影響しているのではないかと、漠然と感じているかもしれません。しかし、精神状態が病気に影響するというのは、具体的には証明しにくいものです。しかし、アメリカのサイモントン博士はストレスがガンの大きな要因になっていることを突き止めました。その例を紹介しましょう。

博士はガン患者を診察するたびに、精神的なストレスを抱えている人が多いことに気づき、ガンの発症と精神的ストレスの関連を調査しました。

その結果、ガン発病の1～2年前に死別、離婚、破産などのたいへん大きな精神的ショックを共通して経験していることがわかりました。また、その後もショックを引きずったままである、あるいはネガティブな精神状態だったこともわかりました。博士は、このような精神状態が体に影響を与えると考えたのです。

ストレスは、具体的には血管を収縮させます。そうすると血行が悪くなり、代謝が下がると同時に体温が下がります。当然、活性酸素も発生しやすく、ガン発生に格好の体内環境となってしまいます。

外的環境によるストレスは社会的精神代謝に当たります。よって自分の力で環境を変えれば軽減することが可能です。前向きに生きる、何でも話せる友人を持つ、旅行や音楽など自分の好きなことをするなどして気分を一新することで、精神的ストレスを発散するように心がけましょう。

ちなみに、ガン細胞の増殖には多くの栄養源と同時に酸素も必要とします。酸素の薄い高地では、心肺能力だけでなく基礎代謝能力が上がりますが、ガンの進行も抑えられるといわれています。治療のために南米のペルーなどに行く人もいるほどです。また、体温が37度以上でガン細胞は増えませんので、体温を上げると同時に免疫力を上げながらガン細胞の住みにくい体質作りを目指しましょう。

糖尿病は血糖値が高いから？インスリンが出ないから？

厚生労働省の「2013年国民健康・栄養調査」の結果によると、糖尿病有病者（糖尿病が強く疑われる者）の割合は、男性16・2％、女性9・2％で、50歳以降に割合が増えることがわかっています（同調査では、「糖尿病有病者」はヘモグロビンA1c値が6・5％以上である人か、糖尿病の治療を受けている人と定義している）。

さらに、糖尿病予備軍は糖尿病患者の2〜3倍いると予想されていますから、まさに国民病といってもいいほどです。

糖尿病の診断は、血糖値や血液中のブドウ糖の長期間にわたる平均値であるヘモグロビンA1cの数値を見て判断します。

しかし、血糖値が高くなったり、ヘモグロビンA1cの数値が高くなったりするのは結果にすぎません。血糖値やヘモグロビンA1cの数値が高くなる原因は、多くの場合インスリンの低下にあります。

それは膵臓のβ細胞の減少が起因であるといわれています。現在、そのメカニズムが解明され、原因の一つが異所性脂肪が膵臓にたまってくることだといわれています。異所性脂肪は、内臓脂肪、皮下脂肪に変わる第三の脂肪といわれ、肝臓や心臓、多くの臓器の周りにたまる脂肪です。やせ型の方に多く認められます。

この異所性脂肪が細胞内のミトコンドリアに障害を与えるために、代謝異常を起こし、細胞が自ら自滅死（アポトーシス）します。この現象が膵臓で起こると、インスリンの産生細胞であるβ細胞が減少し、インスリン量が低下してしまうのです。

とくに、やせ型の方の糖尿病が起こるメカニズムは、こうして異所性脂肪が原因で起こります。

糖尿病は肥満の人に多い？痩せた人に多い？

ひと昔前までは、糖尿病は甘いものの摂り過ぎによる肥満が原因と考えられていました。しかし、最近では必ずしもそうではないことがわかってきています。

糖尿病はⅠ型糖尿病（インスリン依存型・遺伝的）とⅡ型糖尿病（生活習慣型・後天的）に分類されていますが、そのほとんどがⅡ型糖尿病です。さらに、糖尿病は次の二つのタイプに分けることができます。

・肥満型の糖尿病とやせ型の糖尿病

じつは、昨今多いのがやせ型の糖尿病です。

糖尿病はインスリンが枯渇することで血糖値を下げることができなくなる病気で、治療にはインスリンを打たなければならないと考えられてきました。同時に、カロリー制限をして肥満を防ぐことなどが基本でした。

ところが、現在多いやせ型の糖尿病は、先述したように異所性脂肪が膵臓に蓄積することでミトコンドリアの機能が障害を受け、インスリンを産生する細胞そのものが死滅してインスリンの分泌量が減ることで発症します。

異所性脂肪は皮下脂肪などの少ないやせ型タイプの人に付きやすく、生活習慣病の原因として注目されています。この脂肪は、運動をすれば比較的簡単に燃焼してしまいます。そこで、運動しながらこの脂肪を燃やし、同時によく食べて、どちらかといえば太ることによって糖尿病は改善されていきます。

食事内容としては、タンパク質を中心に、ビタミンとミネラルをバランスよく摂ることが大事です。炭水化物は控えますが、インスリンをすでに打っている方はとくに注意が必要です。

また、ビタミンの吸収を高めるためには脂肪酸は必須です。脂肪酸には大きく分けて飽和と不飽和の2種類があります。飽和脂肪酸は牛肉や豚肉、乳製品などに含まれる動物性の脂肪ですが、室温で固まるような脂は摂りすぎ厳禁です。

さらに、不飽和脂肪酸は主にオメガ3系、オメガ6系、オメガ9系に分類されますが、オメガ3は一番不足しがちなので意識して摂取するようにします。オメガ3対オメガ6を1対3の割合で摂るとベストでしょう。

糖尿病には野菜中心がいい？肉中心がいい？

年をとったら肉中心より野菜中心の食事がいいと思っている方は多いと思います。糖尿病の場合も、そのまま当てはまるのでしょうか。

すでに糖尿病になっている、あるいはその可能性が高い場合、次の食べ物や食べ方はどれが正しいと思いますか。

★食べ物：玄米／大豆・納豆／野菜／ステーキ（牛肉・豚肉）／魚／ケーキ／ココナッツオイル

★食べ方：１日１食／腹７分目

まず食べ物について見ていきます。

玄米は×です。炭水化物が多く含まれていますから、血糖値が上がります。白米より若干血糖値の上がり方は緩やかですが、カロリーは白米と変わりません。糖尿病に限って言えば、玄米に変えても改善しません。

次に大豆・納豆は○です。大豆にはセルロースという水に溶けないタイプの食物繊維が多く含まれています。これが腸内の残留物を排泄し、便秘解消を助けてくれます。また、動脈硬化を予防する働きがあり、善玉コレステロール（ＨＤＬ）を増やし、悪玉コレステロール（ＬＤＬ）や中性脂肪を減らして血液を浄化する（サラサラ血液にする）のです。糖尿病には最適の食材といえます。

その次の野菜は△です。○だと思っておられる方は多いと思いますが、とくにジャガイモやサトイモ、大根、人参などの根菜類は糖分が多いので血糖値を急激に上げてしまいます。

ホウレンソウやキャベツなど葉っぱの野菜は糖尿病にいいと思われがちですが、生野菜でそのまま食べてもビタミンやミネラルはほとんど吸収されません。前述したように、脂溶性のビタミンは脂肪酸といっしょに摂る必要があるのです。その場合の脂肪酸はオメガ3が最適で、亜麻仁油やえごま油、シソ油などです。サバやサンマなどの青魚もおすすめです。

次のステーキ（牛肉）は、じつは◎です。1日500グラム、1キロと食べすぎるのはもちろん良くありませんが、1日100～150グラムまでなら血糖値は上がりません。ビタミンが豊富に含まれていますので、葉野菜を軽く炒めていっしょに食べるのが最適です。豚肉も◎ではありませんが○です。

魚も○ですが、とくにサンマやサバ、マグロの油はオメガ3の脂肪酸（DHA・EPA）を含んでおり、糖尿病の予防には適しています。

ケーキは×です。糖分が多く、血糖値を上げますから止めましょう。

ココナッツオイルは体にいいというので流行していますが、糖尿病には×です。飽和脂肪酸で基本的にはマーガリンやラードと同じです。体温以下の室温では固まってしまいます。血流を悪くすることも考えられるので、単独で摂るのは避けたほうがいいでしょう。

次は食べ方です。1日1食は×です。糖尿病に関しては止めてください。危険です。

腹7分目は△です。ほとんど影響はありません。とくにやせ型の糖尿病の場合はカロリーの摂取量はあまり関係ありません。糖分を抑えることがポイントで、血糖値が穏やかに上下するのが理想的です。

◆糖尿病が気になる方におすすめ食事メニュー

きのこと秋鮭と厚揚げのしょうゆ焼

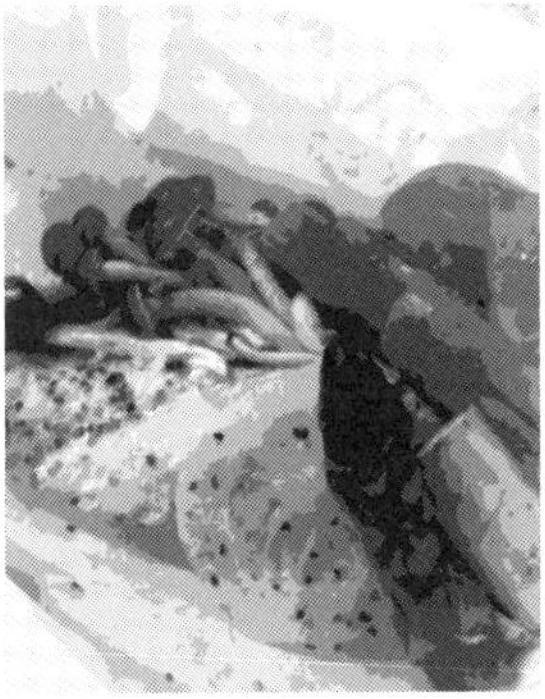

≪材料≫（1 人分）
鮭切り身 (生)…50 g
舞茸…30g
えのき茸…30g
厚揚げ…25g
三つ葉…5g
酒…小さじ 1/3 強
小麦粉…2g
ごま油…小さじ 1/4
生姜…3g
※しょうゆ…小さじ 1
※料理酒…小さじ 1/5

≪つくり方≫
1. 舞茸は一口大に切り、えのき茸はいしづきを落とし半分に切ります。厚揚げは食べやすい大きさに、三つ葉は 3cm の幅に切ります。
2. 生鮭は小さめの一口大に切り酒をふりかけ 10 分寝かせ、その後キッチンペーパーで水分を取り小麦粉をまぶします。
3. 生姜は細かいみじん切りにし、しょうゆと酒を混ぜておきます。
4. フライパンにごま油を入れ、舞茸、えのき茸、厚揚げを並べた後で火を点けます。3 分動かさずに焼きつけ裏返し反対側も焼き付けてください。
5. 両面を焼いたら一度取り出します。
6. 同じフライパンにごま油を入れ生鮭を皮の側から入れて焼きます。表面が白くなったら裏返し反対側も焼きます。
7. 鮭が焼けたら取り出しておいた 5 をフライパンに戻し、6 と合わせ 3 を鍋肌から回し入れます。
8. 飾り用の三つ葉の葉を上に載せてできあがりです。

※鮭に含まれる EPA、DHA はコレステロール値を抑えます。血糖値の上昇が気になる方には動脈硬化や血栓の予防効果もあります。

たらのみぞれ煮

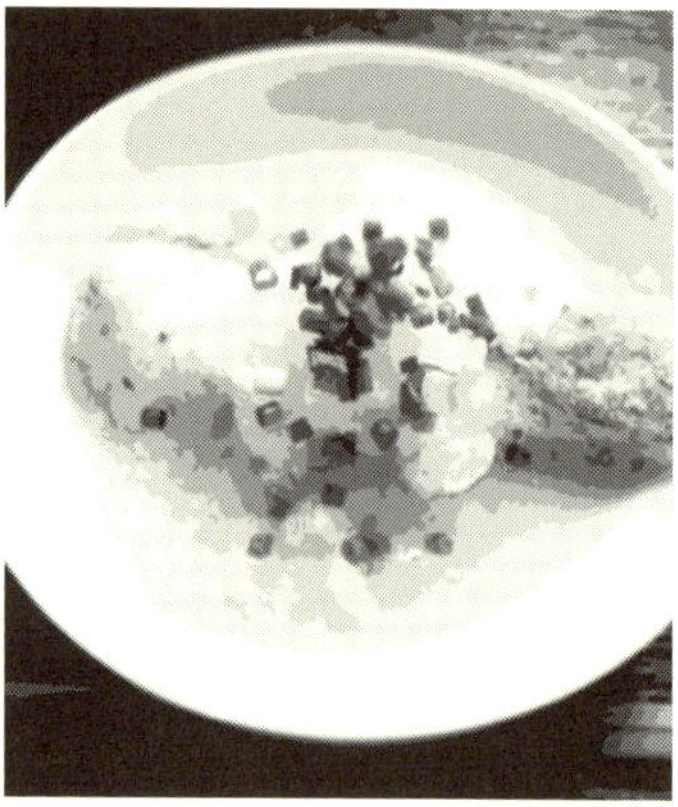

≪材料≫（1 人分）
生タラ…80g
塩…0.1g
片栗粉…3g
大根おろし…80g
揚げ油…小さじ 1
※出汁…90ml
※しょうゆ…小さじ 1
※酒…小さじ 2/3 強
※みりん…小さじ 3/4
※砂糖…小さじ 1/3 弱
柚子の皮千切り…1g
柚子胡椒…1g

≪つくり方≫
1. タラは塩をふっておき、水分が出てきたらふき取ります。食べやすい大きさに切って片栗粉をまぶし、油で揚げます。
2. ※印の材料を合わせて、一煮だちしたら、大根おろしの水分を切って加えます。
3. 2に、1を加えて、とろみが出てきたら柚子胡椒を加えます。盛り付けて柚子の千切りを載せます。

春菊とくるみの塩サラダ

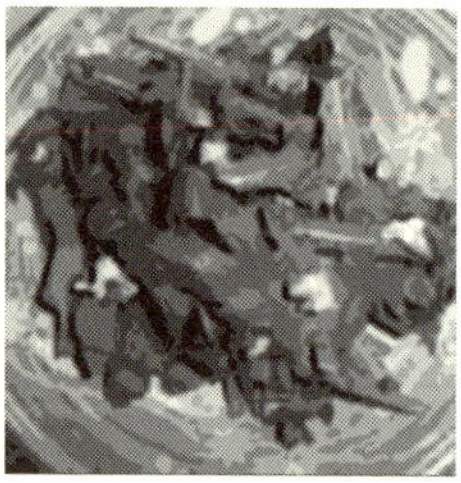

≪材料≫（1 人分）
春菊（葉の部分）…30g
くるみ…4g
ごま油…小さじ 1/2
塩…0.2g

≪つくり方≫
1. 春菊を洗って葉の部分だけ刻んでおきます。くるみを刻みオーブントースターで焼きます。
2. ボウルにすべての材料を入れ混ぜてできあがりです。
※春菊には小松菜やほうれん草を上回るβ - カロテンが含まれ、亜麻仁油などのオメガ 3 脂肪酸といっしょに摂ると、β - カロテンの吸収率がアップします。

人参とごぼうの根菜味噌汁

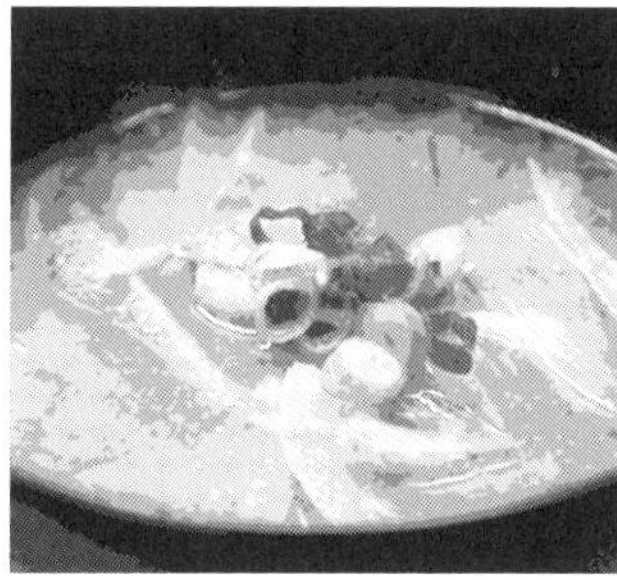

≪材料≫（1人分）
人参…15g
ごぼう…25g
油揚げ…5g
出汁…120ml
味噌…小さじ1
ネギ…小口切り2g

≪つくり方≫
1. 人参は細切りにし、ごぼうも細切りにして水にさらします。油揚げは短冊型に切ります。
2. 鍋に出汁を入れます。人参と水を切ったごぼうも入れて火にかけます。
3. 沸騰したら弱火にして、油揚げを加えてさらに2～3分煮込みます。
4. 火を止めて味噌をといてできあがりです。
5. 器に盛りつけて、ネギをかけます。
※食物繊維も豊富で、お腹がスッキリします！

◆糖尿病が気になる方におすすめハーブティー

・タラ木…糖尿病、血糖降下、腎臓機能低下、神経痛、リウマチ、高血圧
・バナバ…糖尿病、高血圧、ダイエット、便秘、血糖値降下、血圧降下
・ギムネマ…脂肪燃焼促進によるダイエット、便秘、利尿、生活習慣病、糖尿病
・桑葉…糖尿病、高血圧、気管支炎、頭痛、鼻血、眼精疲労、便秘、リウマチ
・サラシア…糖尿病、ダイエット、動脈硬化、メタボリック、生活習慣病
・グァバ…糖尿病、血糖降下、高血圧、花粉症、鼻炎、口内炎、下痢
・ビルベリー…糖尿病〔葉〕、浮腫、貧血、下痢、赤痢、吐き気、神経過敏症
・アーティチョーク…便秘、糖尿病、肝臓機能障害、生活習慣病、動脈硬化

高血圧と塩分はほんとうに関係している？ していない？

血圧は、血液を体中に循環させるために不可欠な圧力です。高齢になると血管は収縮し、末端にまで血液を送ろうとすれば血圧は上がります。31ページに前述したように年をとれば血圧は上がるのが当り前です。

病院では、高血圧の場合は塩分を控えるように言われます。これはナトリウムを控えるという意味では正しいのですが、塩分のみならず塩に含まれるミネラル、カリウムやマグネシウム、カルシウムなども控えることになり、かえってミネラルバランスを崩すことになります。一方的な減塩という捉え方は間違いです。

重要なのは、ナトリウムの摂取を控えることではなく、体内にあるナトリウムを排泄することなのです。そのためにもっとも良いのはカリウムを多く含んだ食物を摂ることです。カリウムを摂るとナトリウムを排泄してくれます。

カリウムが含まれているのは、ホウレンソウ、バナナ、海藻、レバーなどです。

海藻はナトリウムも含まれていますが、カリウムが多く含まれているため、ナトリウムは排泄されるので問題はありません。

また、ハーブティーを1日2回、朝夕に飲むと良いでしょう。ハーブティーは利尿作用があり、ナトリウムを排泄してくれます。ハーブティーなら自分の好みのもので大丈夫です。ダンディライオン(タンポポの根)やシソの葉などのハーブティーもおすすめです。ところで高血圧の主な原因は、

①心臓が悪い
②腎臓が悪い
③血管が硬くて細い
④血圧調節の酵素が正常に働かない

という四つに分けることができます。どれも軽度であれば、生活習慣を改めることで改善されていきます。

ただし、すぐに結果を求めず、ゆっくりと時間をかけてください。5年、10年と長い年月をかけて生活習慣が乱れたのですから、同じくらいかけて元に戻すくらいの覚悟で生活習慣を改めていってください。

降圧剤は続けるべき？　やめるべき？

高血圧だとわかると、病院では降圧剤をすすめられることが多いでしょう。言われるままに飲み続けるべきなのか、副作用が不安なので止めたほうがいいのか、迷うかもしれません。ここでは、先に挙げた①から④までの高血圧のそれぞれについて見ていくことにします。

まず①と②については、ナトリウム、カリウム、マグネシウム、カルシウムなどのミネラルの摂りすぎが関係している場合が多いと思います。降圧剤でただ血圧を下げるだけでなく、ミネラル摂取のバランスを考えながら、心臓や腎臓の治療に取り組むべきです。

③の場合は緊張やストレスが強い人に多いので、自律神経のバランスをとること、リラックスできる生活環境を確保することが何より必要です。代謝の点から見れば、基礎代謝を上げるためにビタミンやミネラルを中心に摂ることも大切です。

④の場合は、アンギオテンシンなどの血圧調整に関わる酵素の異常が原因です。これにはミトコンドリアの代謝を上げる必要があります。そのためにはタンパク質、ビタミンを多めに摂り、炭水化物は控えめにします。

病院で依頼すれば、高血圧の原因について調べてくれるでしょうが、ある程度の年齢になってくるとどうしても血圧が高くなる傾向がありますから、とりあえず降圧剤を出しましょう、ということになってしまいます。

降圧剤でただ血圧を下げればいいという考え方ではなく、自分はどのタイプの高血圧かを確認し、それに見合った生活改善をすることが大切です。降圧剤には基本的に血管を拡張し、血流をよくする作用がありますが、自分の高血圧のタイプに合った降圧剤との付き合い方を知っておくといいでしょう。

①の高血圧の場合は、降圧剤を急に止めると血管が収縮し、血流が悪くなります。それでも心臓は血液を送ろうと頑張りますので、血管に負担がかかり、血管が切れやすくなります。当面は降圧剤で血管を拡張し続けておかないと危険ですから、急に降圧剤を止めるのは避けるべきです。

②の高血圧の場合は、利尿作用のある降圧剤を処方されます。それは、尿を出す

ことで血液をろ過し、腎臓の血液ろ過の負担を少なくするためです。その際、カリウムは負担になりますので、カリウムの多いものは避けるようにします。

③の高血圧の場合は、血液をサラサラにする降圧剤が処方されます。こうすると、血流がよくなりますが、じつは血管は硬くてもろくなってしまいます。

このことはホースにたとえるとわかりやすいと思います。ホースにある程度の弾力性があると、水を勢いよく流してもホースは耐えられます。しかし、ホースが劣化して弾力性が失われ硬くなると、ホースは水の勢いに耐えられません。それと同じで、硬くなった血管内を血液が勢いよく流れると血管に障害が出る可能性が高いのです。ですから、血管が劣化したまま降圧剤で血液がサラサラになっても、こうしたリスクがあることを知っておいたほうがいいのです。

④の高血圧の場合はどうでしょうか。この場合は降圧剤によって酵素の働きが悪くなる可能性があり、酵素の働きをよくする薬も飲み続けることになります。

このように、どの高血圧の場合も、降圧剤で血圧が下がるとしても、いつまでもそのままではいけません。高血圧の原因になっている生活習慣を改善することがもっと大切です。

骨粗しょう症の予防

骨粗しょう症予防はカルシウム摂取で安心？ それだけじゃだめ？

骨粗しょう症は、骨がスカスカになってしまう病気で、閉経後に多く見られます。骨全体の密度が低下して骨折しやすくなり、元に戻るのにも時間がかかります。なかには、骨折がきっかけで歩くことが困難になり、やがて寝たきりになることもあります。健康長寿には、とても大きな問題です。

骨粗しょう症の原因の一つは、骨の健康状態を守る働きのある女性ホルモン、エストロゲンが減少することにあります。また、ダイエットなどでカルシウムとかマグネシウムが不足することや、運動不足、外食に傾きがちな食生活なども関係しています。

骨粗しょう症の場合、病院では通常、カルシウム剤が処方されますが、カルシウム剤だけ服用しても、そのままでは骨には吸収されません。カルシウムが骨に吸収されるためには酵素の働きが必要なのです。骨粗しょう症の場合、この酵素が不足していることが多いのです。

酵素はタンパク質とミネラルによってつくられます。ですから、骨粗しょう症の場合はカルシウムだけでなく、タンパク質とミネラルの吸収をよくするビタミンを十分摂ることも必要なのです。たとえば、納豆などはしっかりした骨をつくるのに効果的です。

カルシウムの吸収をよくして骨密度を上げるには、運動や筋トレを行なうことも効果的ですし、とくに女性ならば、更年期障害で崩れたホルモンバランスを整えることも重要です。

女性ホルモンが減少すると自律神経のバランスが崩れたり、血液循環や内臓の機能に変調を来たしたりします。大豆や豆腐、納豆、豆乳などに含まれるイソフラボンは女性ホルモンと似た作用をしてくれます。ニラやニンニク、シソなどは女性ホルモンを増やす食材なので、普段から食事を通して摂るようにしましょう。

また、多くのホルモンは睡眠中につくられますから、できるだけ規則正しい睡眠を心がけるようにします。無理なダイエットはホルモンバランスを崩しますから避けたほうがいいでしょう。

◆骨粗しょう症が気になる方におすすめ食事メニュー

秋鮭としめじの塩レモン蒸し

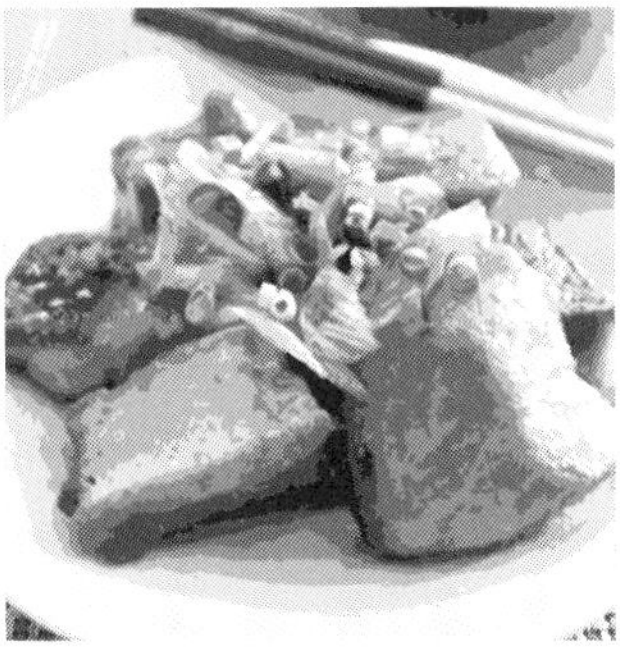

≪材料≫（1 人分）
秋鮭…60g
しめじ…20g
アスパラ…30g
塩レモン液…2.5g
塩レモン（薄く輪切り）…6g
バター…3g
クレイジーソルト…0.5g
しょうゆ…小さじ 1/3 強
こしょう…少々
ミニトマト…10g

≪つくり方≫
1. 鮭に塩レモン液をまぶします。クッキングシートに鮭、しめじ、アスパラを乗せ、輪切りの塩レモン、バターをちらします。
2. 野菜にクレイジーソルト、醤油を垂らします。シートをキャンディーを包むように包みます。
3. レンジに 2 分 30 秒かけます。しばらく蒸らしてからいただきます。
※簡単な調味料で作ることができ、しかも鮭はカルシウムの吸収を助けるビタミン D が豊富です。

切り干し大根とかぶの葉の炒め煮

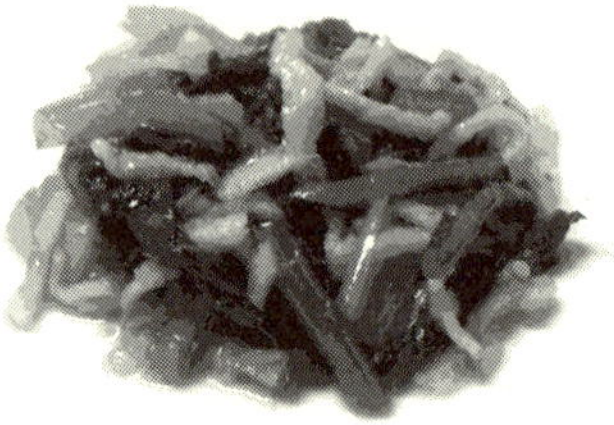

≪材料≫（1 人分）
切り干し大根 (乾物)…10g
かぶの葉…15g
炒め油…小さじ 1/2
切り干し戻し汁…大さじ 1 と 1/3
しょうゆ…小さじ 1/3 強 (2.0 g)

≪つくり方≫
1. 切り干し大根は水に浸して戻しておきます。かぶの葉は洗って食べやすい大きさに切ります。
2. 戻した切り干しを絞って食べやすい大きさに切ります。鍋に油をしき、中火でかぶの葉を炒め、さらに切り干しを入れ炒めます。
3. 全体に火が通ったら切り干しの戻し汁を入れ、５分くらい弱火で煮ます。煮汁が完全に飛ばないように、少なくなったら少し足します。
4. 醤油をまわし入れ、軽く混ぜたら火からおろします。
※カルシウムが多い切り干し大根。栄養バランスもよく、日々摂り入れたい食材で、常備菜としてもおすすめです。

◆骨粗しょう症が気になる方におすすめハーブティー

・シモン芋…骨粗しょう症、糖尿病、動脈硬化、脳血管障害、ダイエット
・コラーゲン…老化防止、関節炎、骨粗しょう症、動脈硬化、肌荒れ
・黒豆…老化防止、糖尿病、更年期障害、骨粗しょう症、高血圧、脳梗塞
・チェストツリー…骨粗しょう症、更年期障害、月経前症候群、子宮内膜炎
・大麦若葉…骨粗しょう症、高血圧、動脈硬化、便秘、生活習慣病

うつ病の予防

うつ病には抗うつ薬が欠かせない？ もっと大事なことがある？

うつ状態になると、意欲や気力が低下する、物事に対して悲観的になる、自分を責めるといった精神面の症状が出てきますが、じつはそれよりも先に身体面の症状が現われます。

具体的には、睡眠障害、頭痛・頭重、疲労・倦怠感、性欲減退、動悸《どうき》、肩こり、便秘、発汗といった症状です。

強いストレスを受けると、誰でも一時的にこのような身体面の症状が出ることはあります。それで病院に行って診てもらいますが、なかなか治らないことが多いのです。

うつ病は完璧主義、几帳面、リラックスできないといった性格の人が、大きなストレスを受けたときに発病しやすいと言われています。いったんうつ状態になってしまうと、自律神経のバランスが乱れます。これが常態化すると、脳内の情報伝達物質であるセロトニンなどのバランスも崩れます。

セロトニンは腸内で80％がつくられること、脳では２％、血小板で15％、その他の部位で３％がつくられること、そして脳内の２％が１％に減ると、うつ病になることは先述したとおりです。

減少した脳内のセロトニンを元に戻すには、80％のセロトニンをつくる腸内環境をよくすることが効果的であるため、うつ病の予防には、まず腸内環境を整えることが大切なのです。

腸内環境を整えるには、乳酸菌を含む食品や発酵食品がおすすめです。腸内環境が整ってくると、自律神経が安定し、脳内の視床下部をはじめとするホルモン調節中枢も整ってきます。

また、セロトニンの合成、代謝にはアミノ酸を摂ることも重要になります。アミノ酸が代謝されてセロトニンとして機能するからです。このとき、ビタミンとミネラルをバランスよく摂ると、脳内での代謝がさらに活性化します。

抗うつ薬については、たしかにパニック障害や強迫性障害といったうつ病の症状を緩和してくれます。その一方で、便秘や排尿障害、眠気、胃腸障害、頭痛といった副作用が現われます。

大事なのは、抗うつ薬は一時的に症状を緩和してくれるが、治してくれるわけではないということです。

根本から改善するには、身体面に症状が現われた段階で、生活習慣を改めることが必要ですし、精神面ではストレスを減らすこと、さらに腸内環境を整えてホルモンのバランスを整え、自律神経を安定させることがもっと大事です。

豚もも肉とパプリカのみそマヨネーズ炒め

≪材料≫（1人分）
豚もも肉（一口カツ用）…3枚（約100ｇ）
パプリカ（赤・黄）…各1/4個
みそ…小さじ1
マヨネーズ…小さじ1
砂糖…小さじ1
すりおろしにんにく…小さじ1/2
オリーブオイル…小さじ1
塩、こしょう…少々

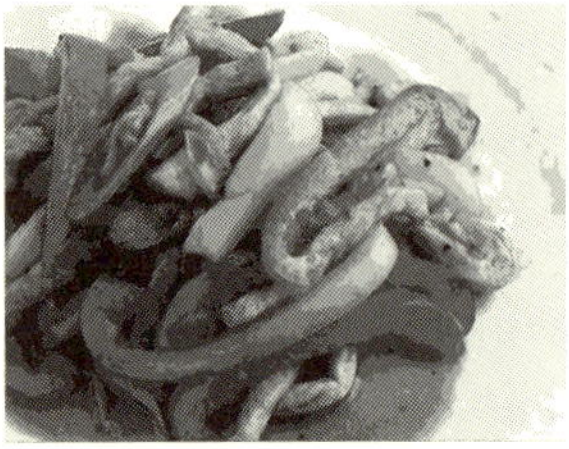

≪つくり方≫
1. 豚肉とパプリカは1㎝の細切りにします。
2. フライパンにオリーブオイルを入れて熱し、1を入れて炒め、塩、こしょうを散らします。
3. 豚肉に火が通ったら、2を加え火を止めます。全体を混ぜ合わせ、器に盛ります。
※薄切りの豚肉、鳥胸肉やささみ、鳥もも肉、カジキやイカなど、野菜も季節に合わせたものにしても美味しくいただけます。

ブロッコリーの納豆和え

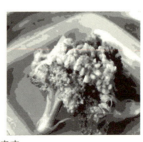

≪材料≫（2人分）
ブロッコリー…80g
納豆…40g
ネギ…5㎝
しょうゆ…小さじ1

≪つくり方≫
1. ブロッコリーは小さく分けてゆでます。
2. ネギは小口切りにします。
3. 納豆にしょうゆに2を混ぜ、1に和えます。

シラス入り卵焼き

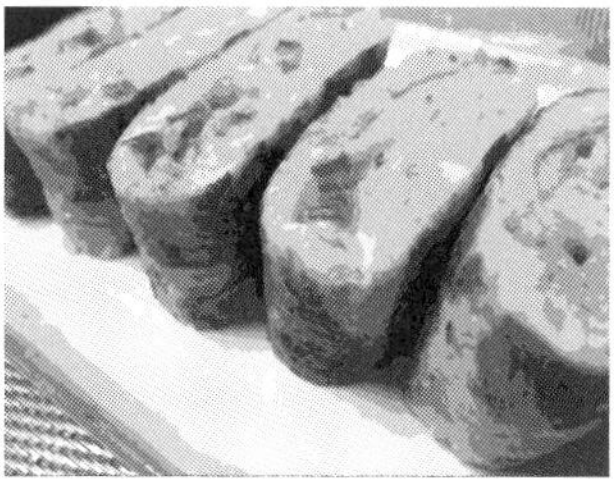

≪材料≫（2 人分）
シラス干し…20g
卵…3 個
しょうゆ…大さじ 1/4
油…大さじ 1/2

≪つくり方≫
1. 卵は溶いて、シラス干しとしょうゆを混ぜます。
2. 卵焼き用の鍋に油を熱し、1 を入れて、卵焼きをつくります。
3. 2を皿に盛り、お好みで大根おろしを飾ります。

コーンと卵のスープ

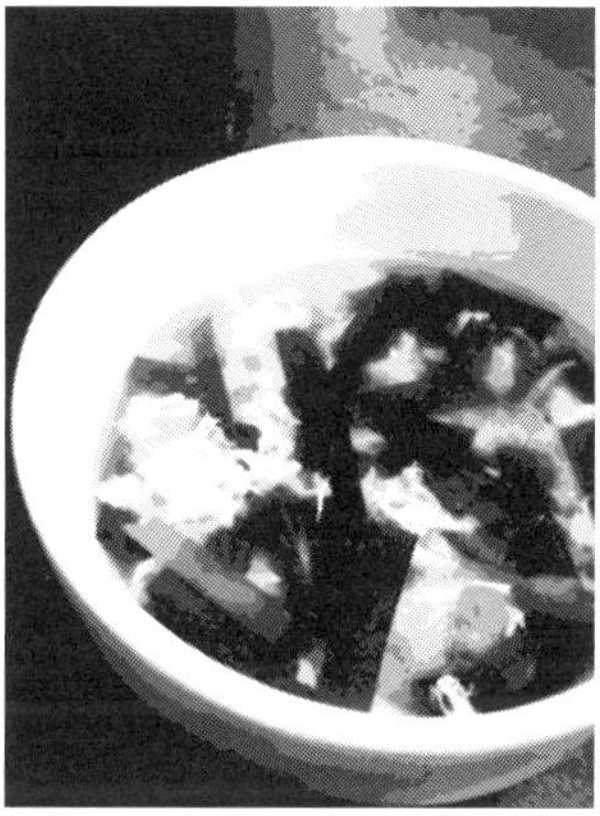

≪材料≫（2 人分）
クリームコーン (缶)…200g
卵…1 個
ニラ…3 本
※湯…200ml
※チキンブイヨン…1/4 個
豚ひき肉…50g
塩…少々
こしょう…少々
片栗粉…小さじ 1/4

≪つくり方≫
1. ニラを細かい小口切りにします。
2. 鍋に※を合わせ中火で煮立てます。豚ひき肉を加えて、菜箸で素早くほぐして火を通します。
3. 灰汁(あく)をとり、クリームコーンを加えて、塩、こしょうを加えます。さらに、かたくり粉を倍量の水で溶いて加え、とろみをつけます。
4. 煮立ったところに卵を溶いて入れ、さっと混ぜて火を通します。
5. ニラを加えて、火を通してできあがりです。

※うつ病が気になる方は、栄養のバランスが重要です。とくに魚油に含まれるEPA（エイコサペンタエン酸）、DHA（ドコサヘキサエン酸）、鉄分や亜鉛などのミネラル、ビタミンB1、B2、B6、B12、葉酸、必須アミノ酸のトリプトファン、メチオニン、チロシンが必須です。
日本人は葉酸、トリプトファン、鉄分が不足していると報告されています。

◆うつ病が気になる方におすすめハーブティー

・オトギリソウ…うつ症状、更年期の不安・イライラ、不眠症、自律神経失調症
・茉莉花茶…精神的ストレス、不眠症、リラックス、軽いうつ症状
・パッションフラワー…神経緊張、精神不安、過敏性腸症候群、緊張性頭痛、PMS、不眠症
・バレリアン…不眠症、不安、痙攣、片頭痛、精神安定、自律神経失調症
・ラベンダー…ストレス性不眠、神経性の片頭痛、うつ症状、疲労、イライラ、自律神経失調症
・レモンバーベナ…神経緊張、軽いうつ、不眠症、片頭痛
・マテ…緊張、頭痛、片頭痛、神経痛、軽いうつ、肉体疲労、貧血
・オレンジフラワー…神経緊張による不眠、不眠症、生理前症候群（PMS）、精神不安、軽いうつ症状

Ⅳ章

これだけは知っておきたい物忘れ・認知症を防ぐ食事法

朝食に何を食べたか忘れるのは物忘れ？　認知症？

２０１３年６月厚生労働省より、２０１２年時点での認知症の高齢者は、推計で４６２万人に上るという数字が発表されました。これは65歳以上の高齢者の約15％に当たります。１９８５年の調査では６・３％でしたので、約30年の間に高齢者に占める認知症の比率は２倍以上に増加したことになります。ただし、検査技術が向上して人数が増えた可能性もあります。

また、認知症予備軍（日常生活は送れるが認知機能の低下がみられる）は、４００万人という調査結果も発表されました。５年後にはこの予備軍の半数が認知症に進む可能性があると指摘されています。

さらに、甘いものを幼少期に食べ続けた人たちが高齢期に差しかかる10年、20年後には、現在よりもはるかに多く認知症になる可能性があります。

さて、物忘れと認知症の違いとは何でしょう。

60歳を前後して、目は見えにくくなり、体は固くなり、動くのも億劫になり、新しく出会った人の名前や電話番号を覚えるのが煩わしくなります。

加齢に伴って脳が萎縮しはじめると記憶力が薄れ、学習能力が衰えることは避けられませんが、名前を度忘れしたり電話番号を忘れたりしても、記憶が消えて無くなっているわけではありません。記憶を呼び出せないだけです。

しかし、本当に記憶がなくなり妻の顔を忘れて「どちら様ですか？」と聞くようになったら、それは脳から記憶が消え去ってしまった状態で、これが認知症です。

物忘れは体験の一部を忘れるだけです。朝食を食べたことは覚えていますが何を食べたかを忘れているとか、友人がいるけれどその名前が思い出せない、などです。

ところが、認知症の物忘れは、体験や行動そのものを忘れてしまうことです。朝ご飯を食べたこと自体を忘れたり、友人の存在自体がわからなくなり、友人が友人であることもわからなくなります。

認知症になった父親が、同居している息子に向かって「あなた様は、いつお帰りになりますか？」と、まるでお客さんのように問われて絶句したという話を聞くことも多くなりました。

認知症になりやすい人は几帳面な人？ のんびりした人？

認知症と人の性格には明確な関連性があるのでしょうか。たとえば、几帳面な人とのんびりした人では、どちらが認知症になりやすいと言えるものなのでしょうか。

これまで、記憶をつかさどる海馬の神経細胞は増えることがないと言われてきました。

ところが、最近の脳科学では脳を活発に使うなら、神経細胞の間の新しい接点（シナプス）が増え、新たな神経回路をつくる可能性が発見されています。海馬の神経回路は、細胞が死んでないかぎり活性化できることが確認されています。

ですから、齢をとったからといって認知症の予防を諦める必要はありません。齢をとっても計算や読書などを続けて頭を使えば、海馬の神経回路が活性化して、頭はさえたままで過ごすことができます。

一日中外に出ず、テレビの前でじっとしているお年寄りの姿を見ると、認知症が心配になります。たしかに、認知症になりやすい人には非社交的で引きこもりがちな性格の人が多いようです。

性格としては利己的で人の言うことを聞かないわがままな人や、何事もいい加減にできない几帳面な人は認知症を発症する確率が高いというデータもあります。たしかに、きっちりと仕事をしてきたタイプの人が退職して何もすることがなくなると、急にボケてしまうケースは多いと言われます。

一方、認知症の発症率が低い人についての研究データも明らかになっています。認知症になりやすい人とはまったく反対で、活動的で社交的、人の意見に耳を傾け、家族や友人と過ごすことが好きな人、穏やかでのんびりとした性格の人、趣味の多い人などです。

こうしたデータを見るかぎり、家族や友人との交流を増やしたり、買い物する・友人に会う・映画を観る・旅行をするなどして外出する機会を増やすことは、認知症の予防効果が期待できそうです。

性格を急に変えることはできませんが、自分は頑固だから、几帳面だから認知症になるかもしれないという自覚を持つだけでも違います。努めて人の話を聞こうとしたり、何でも自分がやろうとしないで家族に任せたり、のんびりと過ごす時間をもったりすることが増えるといいと思います。

定年退職後は人生の終わりではなく、はじまりであると思って新しい目標に向かって挑戦するのもいいでしょう。

たとえば、歌が好きな人は地域の合唱サークルに入る、絵が好きな人は写生会に参加するといったふうに、いろんな機会をとらえて交流を増やすようにします。

ストレスを抱えすぎると、交感神経を優位にし、血管が収縮して血行が悪くなります。その結果、記憶障害を起こし認知症の引き金になる可能性が高くなりますから、その意味でも、ここで紹介したような生活を心がけることは大切だと思います。

認知症は脳障害で起こる？血行不良で起こる？

認知症は大きく「脳血管性認知症」と「アルツハイマー型認知症」の二つに分かれることは広く知られています。その原因は、脳そのものの障害なのでしょうか、それとも血行不良によって脳の機能が低下することにあるのでしょうか。

もともと日本人には脳血管性認知症が多かったのですが、近年、アルツハイマー型認知症が増加し、67・7％に達しています。一方の脳血管性認知症は19・5％です。さらに三番目としてレビー小体型認知症が10％弱を占めています。レビー小体型認知症は脳全体にレビー小体という異物が出来ることで起こる認知症です。

以前、アルツハイマー型認知症が少なかったのは単純に、アルツハイマー型認知症を診断する技術がなかったからだと思われます。近年の急速な診断技術の進歩によって明らかになったため急増したのです。

アルツハイマー型認知症の原因は、じつのところはっきりしていませんが、半分は遺伝要素が関わっています。これに環境因子が関わり、基本的には脳内の血行不良が加わって、発症の10年以上前から進行すると言われています。血行不良のため大脳皮質と海馬が障害を受けて減少し、萎縮することもわかっています。

脳内が血行不良になると、脳細胞の代謝が悪くなり脳が萎縮すると考えられます。また、βアミロイド蛋白の蓄積が原因の一つで、20年の年月をかけて悪玉アミロイドが蓄積されることで発症することもわかっています。

先ほど、家に閉じこもりほとんど動かない人のほうが、外出して活発に動く人より認知症になる確率は高いとお話ししましたが、体の動きが少ないほど脳細胞の代謝が低下することが関係していると考えることはできます。

ちなみに、アルツハイマー型認知症は約10年の間に三段階で進行します。

一段階目は、認知症だと気づくのはむずかしいですが、物忘れや記憶障害が起きてきます。といっても日常生活に支障が出るほどではなく、単なる老化だと思ってしまうケースがほとんどです。

二段階目に入ると、症状はかなり悪化してきて日常生活に支障が出始めます。人の名前と顔が一致しなくなったり、買い物に行って何を買うのか忘れたり、お金の計算ができなくなったりします。料理の順番がわからなくなったり、包丁も使えなくなったりして、自分だけでは料理できなくなります。入浴時に服を脱ぐことができなくなることもあります。

三段階目になると、さらに症状は進行します。徘徊したり、奇声を発したり、幻聴や幻視を見たりといった異常な状態が増えます。運動機能が極端に悪くなり、寝たきりになる場合がほとんどで、介護が必要になります。

もともと日本人に多かった脳血管性認知症については、脳梗塞や脳出血の後遺症で脳の神経細胞が血液から栄養を摂取できなくなることが関係しています。脳の働きが低下し、脳細胞が死んで脳が萎縮するため、物忘れがひどくなり、やがて認知症になります。

脳梗塞や脳出血は、高血圧、糖尿病、高脂血症、心臓病などが発症の原因ですから、脳血管性認知症の予防のためにも、生活習慣を改める必要があります。しかも最近の研究では、高血圧や高脂血症、糖尿病などの生活習慣病はアルツハイマー型認知症の原因にもなることもわかってきていますから、アルツハイマー型認知症の予防にも生活習慣の改善は大切です。

コラム　認知症になりやすい生活習慣

食生活を含めた認知症になりやすい生活習慣についてまとめてみましょう。

・偏食

前述したように、甘いものの食べすぎは認知症の大きな原因になります。肉ばかり、ラーメンばかり食べるといった偏食や、食品添加物などの化学物質を含む食品の多食などは、高血圧や脳梗塞などの生活習慣病にかかる確率が高くなります。その結果として、認知症が発症する可能性も高くなります。

・アルコールの過剰摂取

アルコールの過剰な摂取は、アルコール中毒や脳の萎縮を招き、アルコール性認知症になる危険が増大します。

ただし適量であれば、アルコールは脳血管関門を通過できる数少ない物質の一つであり、脳の血行を促進して認知症予防の効果もあると言われています。とくにワインは動脈硬化を予防する作用があり、植物栄養素であるポリフェノールを多く含み、脳血管性認知症を防ぐ可能性が高いと言われています。

日本酒は1合、ビールは大瓶1本、ウイスキーはダブルで1杯が1日の適量です。この量であれば、善玉コレステロールが上昇して動脈硬化を抑え、血小板凝集能を抑制して脳梗塞の予防にも役立ちます。お酒を毎日適量飲む人の死亡率は、まったく飲まない人や大酒飲みの人より低いというデータもあります。

・運動不足

肥満や運動能力の低下は運動不足によることが多いのですが、運動が減ると脳への刺激が不足し、血流が悪くなって認知症の可能性を高めます。

とくに高齢者の場合は、どうしても運動能力は減退していくので、自分の体に合った運動を無理なく続けることが大切です。

たとえば、椅子に座ったままの足踏みを毎日3分続けるとか、背伸びや深呼吸をするなどして、毎日、酸素を取り込むように体を動かすと、認知症の予防にも効果的です。朝の散歩は無理なく続けられますし、朝日を浴びることでセロトニンの分泌を促進します。これは、うつ病の予防にもなるので、おすすめです。本人の意欲が減退している場合は、家族が手助けしながらいっしょに楽しく散歩や運動をする方法を工夫して、継続することが大切です。

認知症は医薬品アリセプトで治る？　治らない？

幼少期から偏った食生活を続けていると、栄養のバランスが崩れてしまい、代謝が低下し、自律神経の交感神経系が優位になります。するとアドレナリンの働きが活発になり、神経伝達物質であるアセチルコリンの働きが悪くなります。

アセチルコリンは腸の動きを支配し、腸の蠕動《ぜんどう》運動を低下させます。そのために便秘になることがよくあります。腸内環境が悪くなると、脳にも影響して脳の働きが悪くなり、認知症の引き金になります。

アセチルコリンと、ドーパミンやノルアドレナリン、セロトニンといったホルモンは脳内で互いにバランスをとっていますが、認知症ではアセチルコリンの働きが低下して、このバランスが崩れています。

具体的には、脳の海馬や大脳皮質という部分の細胞がアポトーシスを起こし、全体的に萎縮し、アセチルコリンがつくれなくなって発症するのがアルツハイマー型認知症です。

健常時でもアセチルコリンは、タンパク質の一種であるエステラーゼという酵素によって分解されて少なくなっていきます。そこで病院では、エステラーゼ酵素の働きを阻害する薬を処方してアセチルコリンの分解を減らすようにします。この種の薬の代表がアリセプトです。

つまり、アリセプトはアセチルコリンの分解を阻止してくれますが、アルツハイマー型認知症の原因になっているアセチルコリンの分泌が減っている状態そのものを改善してくれるわけではありません。エステラーゼ酵素の働きを阻害することでアセチルコリンの分解は減るため、見かけ上アセチルコリンが正常になっているように見えるだけです。

ですから、アリセプトは認知症の症状を緩和してくれますが、治せるわけではないのです。アルツハイマー型認知症を改善するにはアセチルコリンの分泌を促進しなくてはなりませんが、今のところ残念ながら、そのための確実な薬が処方されることはありません。

薬を増やすと認知症は改善する？ ひどくなる？

認知症の患者には多くの薬が処方されています。ところが、薬を飲んで改善しているのはまれで、ほとんどの場合は飲んでも飲んでも症状が進んでしまうというのが現状だと思います。

たとえば、アルツハイマー型認知症のAさんの場合、認知症薬のアリセプトに加えて15種類の薬を飲んでいました。

医師から「眠れますか？」と聞かれて「たまに眠れないことがある」と答えると睡眠導入剤が、「めまいはしませんか？」と聞かれて「するような気がする」と答えると向精神薬が、「お通じはいいですか？」と聞かれて「たまに出ない日がある」と答えると便秘薬、「胃もたれはしませんか？」と聞かれて「あまり食欲がない」と答えると胃薬が出されるといった具合で、ついに15種類にもなっていたそうです。

真面目なAさんはそれらを処方箋に従って朝昼晩と全部飲んでいたそうです。薬だけでも水といっしょに飲むので、お腹が膨れて食事が進まなくなるほどでした。それでも医師が言うから守らないといけないと思い、医師の言葉に疑問を感じず忠実に飲み続けていました。

薬を飲み始めてから1年ほどすると、夜中に起きて拍手したり、歌を歌ったりし始めました。奥さんが医師に相談すると「薬を飲んでいるから進行が遅いのであって、薬を飲まなければもっとひどくなっていますよ」と言われ、そのまま飲み続けました。

Aさんは生真面目で、声を荒げて子どもや妻を怒ることはない人でした。ところが、しだいに怒りっぽくなり、手を上げて奥さんを叩き始めました。徘徊が始まり、幻覚を見て「(亡くなった) 父さんがそこに来ている」と大声で叫ぶこともありました。

奥さんが心配になって医師に相談すると、向精神薬を何種類も出されたそうです。奥さんは一睡もできない状態が続き、耐えきれなくなって遠くに住む息子さんに相談しました。

すると、薬をほとんど処方しないで認知症を治療する医師を探してくれて、そこで診てもらうことになりました。

そこでは、それまで飲んでいた薬を全部止めて、別の薬を数種類だけ飲むことになりました。何と、次の日から夜は起きなくなり、怒りも収まったそうです。

認知症についても、次から次へと薬を処方する治療法は、認知症を改善するどころか、悪化させていく側面があることも否定できません。

認知症と食事の関係は？

認知症と甘いものは関係ある？ 大して関係ない？

認知症の原因は必ずしもはっきりしていませんが、幼少期からの食生活が老年期における認知症の発症に関係していることはかなりわかってきています。とくに2～3歳までに甘いものを多く摂っていると、脳障害を起こす可能性が高いのです。食事中に甘いものを摂ることはまったく問題ありません。しかし、間食に甘いものを食べると、血糖値が上がり、インスリンが分泌されます。その状態のまま食事をすると、また血糖値が上昇しますから、さらにインスリンが分泌されます。つまり、インスリンの分泌が高い状態が続くことになるのです。

食間に何も食べなければ、食事で高くなったインスリンの分泌はしだいに下がり、次の食事でまた高くなるというくり返しになります。しかし、食間にとくに甘いものを食べるとインスリンの分泌は高いままになるのです。この状態は脳に影響を与えます。脳の神経伝達物質であるドーパミン、セロトニン、ノルアドレナリン、アセチルコリン、グルタメイトなどの分泌がバランスよくコントロールできなくなるのです。

小学生に多動性症候群で落ち着きのない子が多くなり、立って歩いたり、奇声を発したりして授業が崩壊する現象が起こっています。これは、幼少期に甘いものを摂りすぎたことに原因の一つがあると考えられます。

ちなみに、ドーパミンのバランスが崩れるとパーキンソン病に、セロトニンのバランスが崩れるとうつ病に、ノルアドレナリンやアドレナリンのバランスが崩れると多動性症候群に、アセチルコリンのバランスが崩れると認知症に、グルタメイトのバランスが崩れるとてんかんになりやすいと考えられています。

幼少期に甘い物を摂りすぎていても、小学生、中学生の成長期に間食で甘いものを食べるのを止めてビタミンC、E、Dをしっかり摂れば、将来の認知症のリスクは軽減されます。

高校生からの青年期にかけては代謝が安定していますので、あまり心配することはありませんが、それでも間食で甘いものを食べることはできるだけ避けたほうがいいのは間違いありません。

高血圧は認知症発症に影響する？ しない？

中年期に差しかかると、代謝は低下しはじめます。心機能、排泄機能、腸内フローラ（腸内細菌叢）のバランスが崩れる時期なので、飲酒や喫煙、暴食などによる認知症発症のリスクが増大していきます。

心機能、排泄機能、腸内フローラのバランスが崩れると、すぐ現われやすい症状が冷え性です。その結果、血行が悪くなり、血圧が低くなる人と高くなる人の二つに分かれます。

血圧が低くなると、脳に血液や栄養分が届かなくなり、認知症になるリスクが増えるのです。また、血圧が高くなる場合は、心臓と腎臓に負担がかかります。

加齢にともない心房細動という不整脈が増加しやすくなりますが、血圧が高くなると血栓ができやすくなり、その血栓は脳にも流れていきます。脳梗塞、脳血栓は心臓でできたこの血栓が脳に運ばれて起こるのがほとんどです。その結果、認知症になってしまうリスクも高まります。

血圧が高くて腎臓に負担がかかる場合は、腎臓のろ過機能の低下という障害が起こりやすく、症状としては最初は頻尿になり、さらに進むと腎不全になっていきます。排泄しきれない毒素がしだいにたまり、脳に廻っていって認知症の原因となるのです。

加齢とともに血圧が上がることはすでにお話ししましたが、それは血圧を上げることで脳内の血流を正常に保とうとするからです。

前述したように、私は長年、認知症の薬を開発する研究を続けてきました。むずかしいことは避けますが、脳の海馬という部位の細胞が死ぬことが認知症の原因だとわかってきています。それで、認知症を防ぐにはすでに登場したタンパク質であるアセチルコリンをつくる海馬の萎縮を止めることにカギがあると突き止めたのです。

それには海馬の細胞の代謝を上げることが必要で、脳細胞内に存在するミトコンドリアの働きを活発にしなければなりません。ミトコンドリアの働きが低下する大きな原因の一つは脳内の血流量が減ることです。

高血圧は心臓や心臓への負担を大きくしますが、降圧剤などで無理に下げると、今度は脳への血流量が減って認知症のリスクを高める可能性もあるのです。

では、どうすればいいのか。

予防の道はあります。基本は、基礎代謝を上げることと、栄養バランスを整えることです。

血圧を無闇に上げることなく脳内の血流量を増やすには、ビタミンEとビタミンAを脂肪酸といっしょに摂るようにします。

オメガ3脂肪酸、DHA、EPAなどの脂肪酸で、血流量が増えることはすでに証明されています。また、ビタミンEとビタミンAと脂肪酸をいっしょに摂ることで血流量が上がると、相乗効果で脳内のミトコンドリアの代謝が上がることもわかっています。

食事としては、肉と脂肪酸で軽く炒めた野菜を摂ると、ビタミンEとビタミンAと脂肪酸をバランスよく摂ることができますし、ハーブティーを1日2回くらい飲むのもいいと思います。

ヨーロッパでは、イチョウ葉エキスとビタミンと脂肪酸を配合した医薬品が処方されています。血流量を増やすとともに血管を掃除してくれるので、血圧を高くすることなく血流量が維持され、確実に認知症を予防できるのです。

アルツハイマー型の認知症予防に適している食品として注目されているのが大豆です。アルツハイマー型認知症は神経伝達物質のアセチルコリンが少なくなるのが特徴ですが、大豆に含まれるレシチンはアセチルコリンをつくる際にも必要な成分です。

レシチンは脳や神経組織などに多く含まれ、細胞膜を構成する主要な成分で、学習や記憶、睡眠、脂質の代謝にも関わっています。記憶障害を改善する効果が確認されていますので、アルツハイマー型認知症の予防効果が期待できます。

◆認知症が気になる方におすすめ食事メニュー

五つの食べ合わせが認知症予防に効果的

■その1…青魚と緑黄色野菜

サバ、サンマ、イワシなどの青魚には、不飽和脂肪酸（オメガ3）のDHAが豊富に含まれています。これに、緑黄色野菜に含まれている脂溶性のビタミンEやβカロテンを一緒に摂ることによって、ビタミンの吸収がよくなり、抗酸化作用と同時に脳の血行がよくなります。青魚（脂肪酸）と緑黄色野菜（脂溶性ビタミン）、バランスのよい和食を心掛けることが認知症予防となります。

■その2…乳酸菌とオリゴ糖（食物繊維）

乳酸菌飲料や発酵食品など、乳酸菌が豊富に含まれる食品は腸内細菌叢を整え、免疫力を上げるだけでなく自律神経系を整えながら脳の働きを整えます（腸脳力）。オリゴ糖は乳酸菌の餌となり善玉菌を増やします。腸の働きを整えることが体温を上げながら脳の活性化を促し、認知症予防効果をもたらします。

■その3…イチョウ葉茶とナッツ類

イチョウ葉茶には、豊富なフラボノイドと脳の活性化に効果のあるギンコライドが含まれています。同時にビタミンEやビタミンCが多く含まれているナッツ類（アーモンドなど）を組み合わせて摂ります。ヨーロッパでは認知症の薬としてイチョウ葉とビタミンEの組み合わせが処方されています。時に緑茶をブレンドしてカテキンの抗酸化作用と相乗効果をもたせると認知症予防効果が倍増します。

■その4…牛肉と亜麻仁油

牛肉に含まれるβカロテンは野菜で摂取するよりも体内でビタミンAになりやすく、他の豊富な種類のビタミン類を吸収するのに最適です。これにαリノレン酸が豊富な亜麻仁油と組み合わせることによって、ビタミンの吸収を促進し血液サラサラ効果、血栓の予防、脳の血行促進効果が倍増し、認知症効果が期待されます。

■その5…生姜と蜂蜜

薬膳料理でもよく使われる生姜、生姜湯に蜂蜜、牡蠣の生姜漬け蜂蜜入り、蜂蜜による生姜の佃煮など、生姜成分ジンゲロールやショウガオールによる発汗作用と体温上昇効果による代謝の向上が期待されます。蜂蜜に含まれる天然の酵素と微量元素、ミネラルによる代謝促進と併せて細胞の活性化に効果があります。体温を上げ、代謝を上げることが認知症予防には最も大事な要因となります。

◆認知症が気になる方におすすめハーブティー

イチョウ…認知症、耳鳴り、めまいなどの脳血管神経障害、末梢循環障害による間欠性跛行、冷え性、抑うつなどに。また、アレルギー原因のＰＡＦ物質の増加を防ぐ役目がある。毛細血管にまで血液循環を促すため、頭痛や冷えにもよい。そのため記憶力強化にも役立ち、老化症状を予防する。心臓に堆積物がたまらないようにするため、高血圧予防にもなる。

≪飲み方≫

ティースプーン１杯強（約２ｇ）に、熱湯150mlを注ぎ、５～10分間浸出し、１日３回飲む。

ヒソップ…頑固な痰を取り除き、呼吸器系の健康増進や体内の粘膜を強化。風邪で胸がつまっているようなときに飲む。脳血流を改善し、リラックス効果をもたらす。

注：妊娠中と高血圧の人は使用禁止。

乳児、授乳中の方もお避けください。

≪飲み方≫

ティースプーン１杯強（約３～４ｇ）に、熱湯150mlを注ぎ、10分間浸出し、１日３回飲む。

のどの痛みには、ヒソップ15ｇ、水600mlで煎じ、冷ました液でうがいをする。

補章
遺伝子検査で病気がどこまでわかる？

遺伝子検査とは？

最近は遺伝子検査をすることによって、将来どんな病気になる可能性があるのかがわかる時代になりました。アメリカの有名な女優が遺伝子検査の結果、乳ガンのリスクが87％あったため乳房の切除をしたことで話題になりました。結果として、リスクは5％にまで減ったといわれています。

将来のリスクの平均を50％前後の値として算出すると、50％より高い数値はリスクが高く、40％より低い数値はリスクが低いことを示します。

一般的に行なわれている遺伝子検査は「ＤＮＡ多型解析」とも呼び、遺伝子の解析位置でもあるＳＮＰ（スニップ）を用いてＳＮＰ解析とも呼ばれています（以下、「ＳＮＰ解析」と表記）。

今は、書店でも本といっしょにＳＮＰ解析のキットが売られています。爪または綿棒で口腔粘膜をとって検査機関に送ると、結果が郵送されてくるというものです。検査料金は数千円から数万円で、解析方法も企業によってさまざまなようです。より信頼できる機関を選ぶことが先決となるでしょう。

遺伝子検査は病院内だけでなく、予防医学の分野で広く活用されはじめていま す。乳ガン、卵巣ガン、子宮体ガンやアルツハイマー病などの一部は遺伝的な要因が大きく、リスク度の結果がそのまま影響することが示唆されています。もしリスクが高いとわかれば、その病気の予防に役立てることができます。まだまだ不十分のところもありますが、その人の遺伝子検査の結果に応じてオーダーメイド医療が始まっているのも事実です。

10年、20年後には遺伝子検査の精度も飛躍的に向上し、その人の遺伝子情報に合わせたオーダーメイド医療が主流になっているかもしれません。

遺伝子検査でわかるのは病気のリスク？　現在の病気？

たとえば、糖尿病のＳＮＰ解析を行なった場合、それで何がわかるのでしょうか。それは、将来、糖尿病になるかも知れない、なりやすさ（リスク度）がわかるということです。

糖尿病に関連する遺伝子は何種類も見つかっていますが、それぞれの遺伝子のＳＮＰを解析することによって、遺伝的に、生まれながら糖尿病になりやすい体質であるのか、逆になりにくい体質であるのか、あるいは、遺伝子上ではまったく問題のない状態と判断されるのかが結果として出ます。まれに、なりにくい体質でありながら、今のままの生活を続けるとリスクが高くなることもありえます。この場合は、糖尿病の遺伝子のみならず、生活習慣病に関わる遺伝子、体質に関わる遺伝子を総合的に解析しながら判断することが大事でしょう。

つまり、ＳＮＰ解析によってわかるのは、その人が現在どんな病気にかかっているかではなく、どんな病気になりやすいかという「なりやすさ」、これをリスク度として表わしていることになります。しかし、遺伝子検査の結果だけで具体的な予防方法を提示できるわけではないので、その結果をもとに、自分で予防策を立てる必要が出てきます。

今、仮に胃に腫瘍があったとしましょう。痛みや違和感のまったくない人がSNP解析をしたとしましょう。解析結果として、リスク度が低いと出るかもしれないし、高いと出るかもしれません。それは、現在の病状を検査するものではなく、あくまでなりやすさを検査するものだからです。

ですから、リスク度が低いからと言って、安心していられないことだってあります。しっかりと健康診断を定期的に行なって、現在の病気をチェックすることを忘れてはいけません。

先ほどの糖尿病の例を挙げてみます。SNP解析の結果、糖尿病になるリスク度が80％と高い値が出たとします。この場合、糖尿病になりやすい体質であると判断されますが、将来必ず糖尿病になるということではありません。それは、生活習慣の要因が約7割を占める病気であり、食事や環境の影響が大きく関わっているからです。たとえ、リスク度が80％と出ても、全体的に判断すれば、遺伝子から判断できる糖尿病のリスクは３割かけるリスク度（30％×0.8）で約24％と判断すべきでしょう。

病気によって遺伝子の関わり度が違いますが、少なくとも生活習慣を正せば病気になるリスク度はかなり低く抑えることが可能でしょう。逆に、生活習慣とくに食生活が乱れたままであれば、リスク度はかなり高くなることは間違いないでしょう。

ちなみに、ガンの場合は遺伝子に関わる率が高く約５割が遺伝子の影響、生活習慣の影響が約５割と考えています。ＳＮＰ解析でガンのリスク度が仮に90％と出たとすると、前述と同じ計算から総合的に判断すると、約45％となります。先ほどの糖尿病の例よりは高いですが、この場合も、大切なのは生活習慣を改善することがもっとも大きなテーマであると、断言できます。

このように、ＳＮＰ解析で仮に高いリスクが出ても、遺伝性の強い病気でないかぎり、怖れたり、不安になったりすることはまったくありません。これまでの生活習慣を見直して改める機会にすることこそが、ＳＮＰ解析のもっと大きな役割だと思います。

遺伝子の発現を変えると病気は治る？　治らない？

遺伝子の働きの一つにＤＮＡの情報を転写してコピーする現象があります。これを発現と呼んでいますが、発現がなければ代謝やタンパク質を作ることさえ一切起こりません。

体が老化するという現象は、この発現が起こる起こらないで区別することも可能です。たとえば、若い時に働いていた遺伝子が加齢とともに発現しなくなり、若い時に働いていなかった遺伝子が発現して働いてしまいます。これが分子レベルでみる典型的な老化現象といえます。

とくに働かなくてもいい遺伝子が発現して働いてしまうと、時にはさまざまな障害が起こってしまいます。病気の発症もこれらの遺伝子の発現状態の変化からくるもので、遺伝子の発現をリセットできたら病気は予防できるだけでなく、治療も十分に可能だと言えるでしょう。

夢のような話ですが、長寿遺伝子をオンにして長生きするという話も見方を変えれば、遺伝子の発現を変えるということに当たります。

加齢に伴う病気や障害の予防には、働かなくてもいい遺伝子がオンにならないように、代謝と食生活を中心に見直すことが必要です。それによって、いつまでも若々しく健康で長生きすることができます。このことが遺伝子レベルでも証明されているのです。

現在、もっとも期待されているのが生薬のエキスのブレンド効果です。遺伝子検査でその人の体質がわかれば、その体質に合わせて生薬エキスのブレンドを使用します。7番目の栄養素である植物成分が遺伝子発現を調節する事実は明らかですので、アンチエイジングだけでなく、病気の予防、治療に、自分に合ったオリジナルの処方も今後の医療では当たり前の時代がやってくるのではないかと感じています。遺伝子の発現を調節しながら、いつまでも健康で若々しくピンピンころり人生を目指せたら幸せですね。

おわりに　寿命を延ばすだけでは意味がない⁉

これまでの日本は、少品種で大量生産の食品群が安価にスーパーに並んで、人々の食生活を支えてきました。１円でも安く買いたいという主婦の心理をくすぐる商品づくりに企業も苦心してきました。

しかし、今日、豊かさを手にした高齢者が多くなり、安いだけでは満足できず、栄養価や産地、製造方法などを吟味して購入する人も増えています。それだけ、健康でいたいという心理のもと、食に対する関心が高まっているのでしょう。

また、サプリメントの広告宣伝はテレビやラジオをつければ常時流され、パソコンを立ち上げるとインターネットでも頻繁に目にします。それだけ、需要があるということでしょう。

「なんとか元気でいたい、認知症や脳梗塞になるのだけは避けたい」という大衆心理を巧みに販売につなげてるとも言えるでしょう。

それでも、病院には多くの人が押し掛け、多くの薬が処方され、不健康な人が巷に溢れています。食生活は乱れたまま、贅沢な食事を満喫したまま、もう一方では薬を飲んで生活習慣病を治そうとする人が多いのも事実なのです。

どうぞ、薬の成り立ちや副作用の害を考えてください。本書で説明したように、決して薬で病気は治せません。本当に必要なのは、バランスの良い食事を続けることなのです。それさえ実行すれば、病気の回復も夢ではありません。

健康寿命を延ばすのは、皆さんの夢を実現するためだと思います。何歳になっても夢を忘れないで、若い人たちに、子供たちに尊敬され、目標にされる老人になることを目指したいものです。

第二次世界大戦後、急激な経済成長を遂げて豊かさを手に入れ、世界からも称賛され、羨まれることは、日本人としての誇りだと思います。しかし、その豊かさを手に入れただけで満足していいわけがありません。

美しい日本を子孫に残すために、自分に何ができるかを考え、そのために健康で居続けようではありませんか。

二〇一六年一月　宮崎浩之

主な参考文献

『胃は悩んでいる』（岩波新書　伊藤 漸著）
『脳細胞は甦る　ボケ、老化を防ぐ「脳の健康法」』（祥伝社黄金文庫　三石 巌著）
『消化管ホルモン 15』（医学図書出版　三好 秋馬、伊藤 漸、藤田 恒夫ほか著）
『遺伝子医療革命―ゲノム科学がわたしたちを変える』（日本放送出版協会　フランシス・S・コリンズ著）
『分子栄養学～遺伝子の基礎からわかる』（栄養科学イラストレイテッド）（羊土社　加藤 久典編集、藤原 葉子編集ほか）
『植物療法（フィトセラピー）事典』（ガイアブックス　ルードルフ・フリッツ・ヴァイス、フォルカー・フィンテルマンほか著）
『ハーパー・生化学』（丸善　Robert K. Murry ほか著）
『細胞の分子生物学』（ニュートンプレス　Bruce Alberts 著）

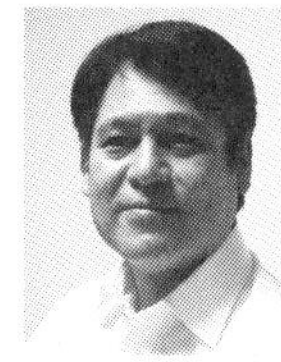

著者プロフィール

宮崎浩之　（薬学博士）

1964 年富山県生まれ。元群馬大学生体調節研究所所長故伊藤漸名誉教授に師事し、消化管ホルモン「モチリン」の研究に興味をもったことがきっかけで研究者の道へ。その後大手製薬企業にて脳血管性認知症およびアルツハイマー型認知症の医薬品開発に携わる。1994 年より北海道大学大学院薬学研究科にて中枢薬理学の研究を行い、1996 年神経栄養因子ＧＤＮＦの海馬遅発性神経細胞死に対する作用メカニズムを解明、米国ジャーナル Neuroscience のトピックスに紹介される。
1998 年から科学技術振興機構 (JST) 地域結集型共同研究事業に参画し、北海道産有用性ハーブの機能性および薬効薬理研究に携わる。新規ポリフェノールの単離、同定、薬理作用について多数の特許と論文を発表。2005 年に大学発ベンチャー企業を設立し、有用性ハーブを活かしたサプリメントおよび化粧品の製造販売会社を札幌および東京で展開。2006 年よりフィトスタイルアカデミー札幌校、後のMIYAZAKI フィトセラピーアカデミーを開講し、植物療法士の専門家育成に尽力。現在、ハーブエキスの機能性と分子栄養学の観念から健康の源「代謝」「腸」「自律神経」の基本と自己調節について広く講演活動を行う。その傍ら、次世代再生医療とハーブエキスによる先制医療への応用研究に関わり、「老化と若返り」について基礎研究を行っている。夢は、「不老長寿、ヒトは本当に若返る」の実現。
専門分野は中枢薬理学および分子栄養学。主な著書に、『ムスカリン性アセチルコリン受容体』（続心臓代謝実験法）、総説『脳虚血への細胞応答の病態分子薬理』：脳虚血へのグリア細胞のサイトカイン、ケモカイン、iNOS 誘導応答とニューロン死（日本薬理学会雑誌 111）ほか。
現在、MIYAZAKI フィトセラピーアカデミー代表、株式会社SYM バイオ代表取締役。

研究者だけが知っている
ホントは薬で病気は治せない

2016年1月27日　第1刷発行
著　者　宮崎　浩之
発行人　杉山　隆
発行所　コスモ21
〒171-0021　東京都豊島区西池袋2-39-6・8F
TEL. 03-3988-3911
FAX. 03-3988-7062
URL. http://www.cos21.com/
図表・イラスト　西垣秀樹
企画・編集　アートヴィレッジ
印刷・製本　中央精版印刷株式会社

定価はカバーに表示してあります。
ISBN978-4-87795-331-7